ACTIVA
TUS
GENES

ACTIVA TUS GENES

DR. ALEXANDRE OLMOS

ACTIVA TUS GENES

CAMBIA EL RUMBO DE TU SALUD
Y AVÁNZATE A LA ENFERMEDAD CON LA
NUEVA CIENCIA DE LA EPIGENÉTICA

GROU

Papel certificado por el Forest Stewardship Council®

MIXTO
Papel | Apoyando la
silvicultura responsable
FSC
www.fsc.org
FSC® C117695

Penguin
Random House
Grupo Editorial

Primera edición: octubre de 2025

© 2025, Alexandre Olmos
Todos los derechos reservados
© 2025, Penguin Random House Grupo Editorial, S. A. U.
Travessera de Gràcia, 47-49. 08021 Barcelona

Printed in Spain – Impreso en España

ISBN: 979-13-87724-01-6
Depósito legal: B-14.323-2025

Compuesto en Comptex & Ass., S. L.
Impreso en Black Print CPI Ibérica
Sant Andreu de la Barca (Barcelona)

GT 24016

ACTIVA TUS GENES

INTRODUCCIÓN

¿Sabías que el estrés crónico puede dejar marcas en tus células que afectan a tu salud y aumentan el riesgo de enfermedades como la diabetes o el cáncer? ¿Y que hacer cambios en tu estilo de vida, como incorporar una dieta equilibrada o ejercicio físico regular, tiene el potencial de combatir algunos de estos efectos?

¿Y sabías que ciertos alimentos contienen compuestos que pueden influir en la expresión de genes relacionados con la prevención del cáncer? ¿O que prácticas como la meditación y el *mindfulness* tienen el poder de revertir cambios epigenéticos relacionados con el estrés?

No son ideas vagas o teorías sin fundamento, sino hallazgos respaldados por investigaciones científicas sólidas que han transformado nuestra comprensión de la salud y nos devuelven el control sobre nuestro bienestar. Asimismo, son el campo de la medicina al que he dedicado años de estudio, trabajo e investigación y que quiero compartir contigo en este libro.

Hace apenas unas décadas, la idea de que nacemos con un «destino genético» grabado en piedra dominaba tanto la ciencia como la percepción popular. **Nuestros genes eran vistos como un código inmutable**, una secuencia que definía quiénes éramos y, en muchos sentidos, quiénes llegaríamos a ser. Se pensaba que nuestras características físicas, nuestra predisposición a enfermedades e incluso aspectos de nuestra personalidad estaban escritos desde el momento en que nacíamos, sin posibilidad de cambiar. Sin embargo, hoy en día sabemos que esa visión era demasiado limitada.

Aunque mucha gente sigue pensando de esta manera, el avance de la ciencia nos permite replantear cómo entendemos el papel del ADN en nuestras vidas. Y es aquí donde entra la epigenética, un campo que ha revolucionado la biología y, más importante aún, nuestra comprensión de lo que significa ser «humano». Una ciencia que nos abre un mundo de posibilidades que nunca habíamos contemplado.

En esencia, **la epigenética nos dice que, aunque heredemos un conjunto fijo de genes, no somos prisioneros de ellos**. Es la ciencia de las pequeñas modificaciones que marcan una gran diferencia, ya que nos permite activar o desactivar ciertos genes dependiendo de una serie de factores internos o externos. Así, tu alimentación, la calidad de tu sueño, tus emociones, tus relaciones, tus niveles de estrés y hasta las sustancias tóxicas a las que estás expuesto se convierten en fichas del tablero de tu salud. Y eres tú quien decide cuándo y cómo moverlas para ganar la partida.

Pero la epigenética va más allá de ti y de mí. Uno de los principios más asombrosos que ha revelado este campo es que los cambios epigenéticos pueden heredarse; es decir, que las elecciones que hacemos hoy influirán no solo en nuestra salud, sino también en la de nuestros hijos y nietos. Esto significa que la forma en que vivimos ahora está dejando un legado biológico en las generaciones futuras. Esta idea, poderosa e inquietante a la vez, nos invita a reflexionar sobre cómo nuestras acciones moldean nuestro presente, pero también el futuro de nuestra descendencia.

Yo era un joven médico que iba buscando respuestas más profundas sobre la vida y la epigenética, las cuales descubrí haciendo un máster en Medicina Estética y Antienvejecimiento, y así tuve respuesta a mi curiosidad voraz. A medida que profundicé en este campo, me di cuenta de que no es solo una rama más de la biología, sino una puerta hacia un nuevo entendimiento. Es una invitación a tomar el control de tu historia. Porque **la epigenética, en última instancia, te devuelve el poder: el poder de decidir, de cambiar, de mejorar y de trascender**.

Cuando me embarqué en este viaje, todavía no sabía todo lo que iba a descubrir. Hoy, después de años de investigaciones y experiencias con mis pacientes en consulta, quiero invitarte a acompañarme. En este libro he condensado todo lo que he aprendido por mí mismo y a través de algunos de los máximos referentes en el área de la epigenética.

Ahondaremos en los últimos estudios y experimentos, y te hablaré de los casos más reveladores que han pasado por mi consulta, para que puedas comprender cómo funciona este mecanismo extraordinario que conecta el ADN con tus elecciones de vida.

Y no, no te aburriré con términos técnicos ni datos difíciles de entender, porque hay una forma más práctica y divertida de hablar de ciencia. **Este libro será el aliado que traducirá la ciencia en herramientas prácticas aplicables a tu día a día.** Porque la epigenética no es un concepto abstracto reservado para laboratorios, es una realidad que te afecta en cada aspecto de tu vida cotidiana.

A lo largo de este viaje, serás testigo de cómo la epigenética está modificando nuestra forma de abordar la medicina, la nutrición, el envejecimiento e incluso la psicología. ¿No es fascinante? Verás cómo los avances en este campo nos están llevando do hacia un futuro en el que podremos personalizar tratamientos médicos basándolos en necesidades genéticas únicas. Pero, sobre todo, mi mayor deseo es que este libro sea algo más que información. **Quiero que sea una fuente de inspiración.** Quiero compartir contigo todo lo que yo he aprendido, porque entender la epigenética es, en el fondo, entender que tenemos más control sobre nuestras vidas de lo que imaginábamos. Es darnos cuenta de que, aunque los genes nos proporcionan el punto de partida, somos coautores de nuestra propia historia. Y esa historia, aunque influida por nuestras circunstancias y nuestro pasado, no está escrita en piedra. Podemos reescribirla.

Te invito a que me acompañes en este viaje. Juntos, descubriremos cómo funciona la epigenética y cómo aplicarla para vivir mejor, para sanar y para construir un futuro más saludable, para nosotros y para quienes vendrán después.

Tu salud está en tu mano, y puede cambiar de rumbo. El viaje comienza aquí.

1

TUS GENES NO
SON TU DESTINO

Durante siglos, la ciencia buscó responder una gran pregunta: ¿qué nos hace ser quienes somos? Cuando Gregor Mendel descubrió las leyes de la herencia con sus experimentos en plantas de guisantes en el siglo XIX, la genética se convirtió en la pieza clave para intentar explicar qué nos define como especie y como individuos. Décadas después, James Watson y Francis Crick revolucionaron la biología al descubrir la estructura del ADN, esa famosa doble hélice que contiene la información para construir y mantener la vida. Fue un momento histórico. Al descifrar el código genético, se pensó que tendríamos respuestas a todas nuestras dudas sobre la salud, la enfermedad, la identidad y la herencia. En efecto, **los científicos creían que los genes eran los únicos responsables de nuestro destino biológico.** Según esta visión, si nacías con ciertos genes, tu futuro estaba escrito al nacer: si tu ADN tenía predisposición a la diabetes, tarde o temprano la desarrollarías; si en tu familia había cáncer, lo más probable era que también lo padecieras. Esta idea, conocida como *determinismo genético*, dominó la biología y la medicina durante décadas. Pero había algo que no encajaba.

En los años ochenta, un equipo de científicos que clonaba ranas en un laboratorio advirtió que no todas se desarrollaban de la misma manera, a pesar de tener exactamente el mismo ADN. El principio de que los genes eran la única pieza del juego no se cumplía. ¡Y menos mal! Gracias a la observación de esas ranas clonadas, se llegó a la conclusión de que existen factores externos, como la alimentación, el estrés o incluso el ambiente, que interfieren en la forma en que nuestros genes se activan o desactivan. **Lo que estos animales nos demostraron es que algunos elementos que regulan el ADN están en nuestras manos y, por tanto, abren la puerta a que la salud dependa de nosotros**, no solo de la suerte. ¿A que nunca pensaste que tendrías que estar agradecido a unas ranas?

Más adelante, a principios del siglo XXI, la biología molecular descubrió que el ADN estaba cubierto por unas pequeñas marcas químicas que podían encender o apagar genes. Ellos son los protagonistas de esta obra. Y merece mucho la pena que los conozcas porque, aunque la epigenética sea una ciencia muy joven, ha revolucionado la concepción que tenemos de nuestra salud.

¿Qué es la epigenética? Una nueva forma de entender la vida

Imagina que tu ADN es como la partitura de una sinfonía: en ella hay toda la información necesaria para tocar una pieza musical. Sin embargo, una partitura por sí sola no produce música, necesita intérpretes. Algo parecido sucede con los genes, y aquí es donde entra la epigenética. Si el ADN es la partitura, los músicos y el director de orquesta, que ayudan a trasladar toda la información que hay sobre el papel a la realidad, son los mecanismos epigenéticos. Estos regulan qué partes de la partitura se tocan, cuándo y con qué intensidad. Si la orquesta está bien afinada y el director sabe sacar lo mejor de cada instrumento, la música será armoniosa o, para decirlo en términos científicos, se dará una expresión génica equilibrada. En cambio, si algunos músicos tocan fuera de tiempo, sus instrumentos están desafinados o el director dirige la orquesta sin precisión, la música puede volverse caótica o perder armonía, o, lo que es lo mismo, puede darse una expresión génica alterada, que se podría asociar a enfermedades o a cambios en la salud.

La genética nos da el código, pero la epigenética decide cómo se usa en función de nuestros hábitos y experiencias.

17

El término *epigenética* lo propuso Conrad Waddington en 1942. Ese biólogo sabía muy bien lo que hacía. El prefijo *epi* proviene del griego y significa 'sobre' o 'por encima de' y, por tanto, el término define a los intérpretes que actúan sobre la partitura, por encima de los genes. **Estos mecanismos no alteran la secuencia de ADN, pero sí modifican la forma en que esta secuencia se utiliza.** Existen diferentes modificaciones de las que hablaremos más adelante, pero debemos ser conscientes de que el impacto de la epigenética trasciende el laboratorio y tiene implicaciones directas en nuestra vida cotidiana. Yo lo he podido ver con cada uno de los pacientes que acuden a mi consulta, y te aseguro que tú también lo comprobarás en cuanto empieces a aplicar la epigenética a tu día a día.

Esta ciencia nos invita a replantearnos muchas cosas, desde cómo comemos hasta cómo manejamos nuestras emociones. **La epigenética es una ciencia optimista porque nos muestra que nuestras decisiones diarias no son insignificantes:** tienen el poder de transformar nuestra biología de maneras profundas.

La epigenética no solo es un avance científico, es un cambio de paradigma que nos enseña que no somos víctimas de nuestro ADN, sino coautores de nuestra historia biológica.

Siempre me gusta poner este ejemplo a mis pacientes: gracias a la epigenética, obtenemos una foto del interior de nuestro cuerpo que nos permite ver cómo se encuentran los diferentes sistemas del organismo (inmunitario, intestinal, cardiovascular, renal, hepático, muscular...) y, así, ajustar nuestros hábitos de vida según los resultados que obtengamos. Lo mejor de todo es que podemos seguir la evolución de estos cambios en directo, ya que la epigenética se transforma según nuestros hábitos de vida y entorno. **Si comprendemos esto y entendemos que no estamos completamente sujetos a nuestra herencia genética, nuestra visión de la vida cambiará para siempre.** El hecho de poder conocer el estado de nuestro cuerpo y apreciar su evolución con nuestras decisiones nos hace sentir más partícipes en nuestra salud y nos impulsa a cumplir esos hábitos de vida que nos ayudarán a mejorar nuestro bienestar y prevenir enfermedades crónicas. Esto nos confiere un papel activo en la configuración de nuestra salud y en la de las generaciones futuras.

DE LA CIENCIA **A LA PRÁCTICA**

Para vivir más y mejor, el primer paso es conocerse a uno mismo. Por supuesto, es importante saber si en tu familia hay predisposiciones genéticas a alguna enfermedad, pero ahí no se acaban las preguntas. ¿Cómo es tu dieta? ¿Cuánto te mueves en el día a día? ¿Tomas medicamentos a menudo? ¿Te sientes inflamado constantemente? Este es un buen momento para plantearte estas cuestiones y empezar a ver todos los aspectos de tu vida que pueden influir en tu salud.

Todo lo que necesitas saber sobre la era de la longevidad

Seguro que, en los últimos años, has oído decir que la esperanza de vida va a llegar a los 120 años. De hecho, existen las «zonas azules», regiones del mundo donde es habitual que las personas lleguen a vivir un siglo. Así que ¿por qué no podríamos alcanzar todos esa edad?

Tal vez suene como una locura, pero es lógico que se piense de esta manera. En 1900, la esperanza de vida era de 31 años para los hombres y de 33 para las mujeres; ¿quién nos iba a decir que, en 2024, la de ambos superaría los 80? Sin embargo, existe una investigación publicada en la revista *Nature Aging* que sugiere que la revolución de la longevidad está frenando. Aunque la esperanza de vida ha aumentado de forma exponencial en los últimos siglos, los datos de mortalidad de países con mayor longevidad, como Japón, Francia y España, muestran que este aumento es cada vez más lento. El estudio indica que no existen pruebas científicas que demuestren que llegaremos al siglo de vida; de hecho, es poco probable que más del 15 % de las mujeres y el 5 % de los hombres alcancen los 100 años en este siglo. La mayor tasa de centenarios se encuentra en Hong Kong, donde solo el 12,84 % de las mujeres y el 4,4 % de los hombres podrían alcanzarlos. Seguir aumentando la esperanza de vida será cada vez más difícil, a menos que se desarrollen terapias efectivas para ralentizar el envejecimiento.

La epigenética puede ser clave: estamos ante un nuevo análisis que nos permite conocer cómo conseguir el bienestar y, con él, una mayor longevidad.

Hasta ahora, siempre hemos pensado que envejecer es inevitable. Al fin y al cabo, soplamos las velas en cada cumpleaños, ¿verdad? Una vez que se apagan, tenemos un año más. Pero ahora imagina que el envejecimiento no es un proceso irreversible, sino algo que podríamos *resetear* en nuestro cuerpo, como si restauráramos un archivo dañado en un ordenador. La realidad está más cerca de esto de lo que creíamos.

Durante mucho tiempo, se pensó que el envejecimiento ocurría debido a mutaciones en el ADN, una acumulación ineludible de errores en nuestro código genético. Sin embargo, un grupo de científicos de Harvard, liderado por David Sinclair, uno de los principales investigadores en el campo del envejecimiento y la longevidad, ha propuesto una idea revolucionaria: **no es nuestro ADN lo que nos hace envejecer, sino la pérdida de la información epigenética que les dice a nuestras células cómo deben funcionar**.

El ADN es como el libro de recetas de nuestra vida, pero la epigenética es el chef que decide qué recetas cocinar en cada momento. Con el paso del tiempo, este chef empieza a olvidar cómo leer el libro correctamente, lo que provoca que algunas recetas esenciales no se sigan al pie de la letra. Como resultado, nuestras células pierden su identidad y empiezan a funcionar mal, lo que conduce al envejecimiento y a enfermedades asociadas con la edad.

Para probar esta idea, los investigadores diseñaron un experimento con ratones que consistía en dañar temporalmente su epigenoma sin alterar su ADN. Lo que observaron fue sorprendente: los ratones envejecieron con rapidez, puesto que desarrollaron arrugas, pérdida de visión y deterioro de sus órganos. No obstante, la parte más emocionante del estudio llegó después, cuando aplicaron un tratamiento basado en los factores de Yamanaka, un conjunto de proteínas que pueden reprogramar células. Con él, los ratones rejuvenecieron, al recuperar su función celular y mejorar su salud. Es decir, los investigadores lograron restaurar la «memoria» epigenética de las células de esos ratones, como si se tratara de un reinicio biológico. Al devolver la salud a los chefs epigenéticos, estos recuperaron la capacidad de cocinar bien las recetas del ADN e hicieron que todas las señales del envejecimiento desaparecieran.

Este hallazgo nos abre la puerta a una nueva forma de entender el envejecimiento y, potencialmente, a nuevas estrategias para ralentizarlo o incluso revertirlo. **Si el envejecimiento**

es, en gran parte, una cuestión de pérdida de información epigenética, podríamos diseñar terapias que restauren esta información y ayuden a mantener nuestras células jóvenes por más tiempo.

Por supuesto, esto no significa que lo podamos controlar todo. Los genes aún tienen un peso importante, y hay factores que escapan a nuestro control. Pero la epigenética nos muestra que las pequeñas decisiones que tomamos todos los días poseen un impacto acumulativo que puede marcar la diferencia.

¿Qué comerás hoy? ¿Cómo manejarás el estrés? ¿Dormirás lo suficiente esta noche? Todas estas decisiones, aparentemente simples, están influyendo en tus genes en este momento.

Tomar el control de tu salud más allá de la genética

Todo lo anterior está muy bien, pero ni tú ni yo somos ratones en manos de un investigador. Si queremos tomar el control de nuestra salud, debemos empezar por comprender este principio básico: no estamos determinados por nuestro ADN, sino que lo utilizamos como una herramienta para adaptarnos al mundo.

La genética representa alrededor del 25 % de nuestra esperanza de vida y el resto viene determinado por las modificaciones epigenéticas producidas según nuestro entorno y hábitos de vida.

Por ejemplo, algunos estudios han demostrado que una dieta rica en compuestos como el sulforafano (presente en el brócoli) sirve para activar genes protectores contra el cáncer. Otro ejemplo muy conocido es la dieta mediterránea, rica en frutas, verduras, pescado, aceite de oliva y frutos secos, y su asociación a una menor activación de genes relacionados con la inflamación, lo que reduce el riesgo de enfermedades cardiovasculares (infartos, ictus, diabetes *mellitus*, hipertensión, hipercolesterolemia) y neurodegenerativas (como el alzhéimer).

No obstante, la alimentación es solo una parte de la ecuación. El estrés crónico, por ejemplo, es un potente modulador epigenético capaz de activar genes relacionados con la inflamación y suprimir aquellos que protegen el sistema inmunitario. Esto significa que sus efectos no se quedan en el día a día, sino que pueden aumentar el riesgo de enfermedades autoinmunes, trastornos metabólicos y hasta depresión. De manera similar, la actividad física no solo mejora la resistencia cardiovascular o ayuda a mantener un peso saludable, sino que también influye directamente en la expresión genética. Está más que probado que el ejercicio regular activa genes relacionados con la longevidad y la regeneración celular, mientras que desactiva aquellos asociados con la inflamación crónica. Incluso algo tan simple como caminar treinta minutos al día puede inducir modificaciones epigenéticas beneficiosas.

El sueño es otro factor clave en este proceso. Dormir bien no solo nos hace sentir más descansados, sino que regula la expresión de genes esenciales para la función inmunológica, el metabolismo y la reparación celular. Y sí, hay una explicación científica a que, en las épocas en las que duermes mal, te sientas como un dibujito animado con una nube negra sobre la cabeza. La privación crónica del sueño tiene mucho que ver con alteraciones epigenéticas que aumentan el riesgo de obesidad, diabetes tipo 2 y enfermedades neurodegenerativas.

La forma en la que nos relacionamos con nuestros amigos y familia también desempeña un papel en la epigenética. La conexión social y emocional influye en nuestra biología, y la soledad prolongada puede desencadenar cambios epigenéticos que afectan a la respuesta inmunitaria y aumentan la susceptibilidad a enfermedades inflamatorias. En cambio, pasar tiempo con tus seres queridos funciona como una medicina para tu ADN. Así que, la próxima vez que sientas que no tienes tiempo para quedar con tus amigos, recuerda: no lo procrastines, ¡es una forma de cuidar de tu salud!

Cada plato que pones en la mesa, cada paso que das y cada pensamiento que decides

cultivar tienen el poder de cambiar la forma en que tus genes funcionan y, por tanto, la manera en que vives.

DE LA CIENCIA **A LA PRÁCTICA**

La buena noticia es que hacer pequeños cambios y ser constante al cumplirlos podría desencadenar grandes transformaciones. Para mejorar tu salud a través de la epigenética, no necesitas convertirte en un atleta profesional ni seguir dietas extremas. Lo que necesitas es tomar decisiones conscientes, una y otra vez, pensando en cómo te afectarán a corto y largo plazo. Cada elección es una oportunidad para moldear tu biología.

Decidir para ti, tus hijos y tus nietos

La epigenética afecta a nuestra salud individual, pero sus repercusiones no acaban ahí. Algunas investigaciones recientes han demostrado que posee un componente generacional, porque los cambios epigenéticos también se heredan. **Esto significa que las decisiones que tomes hoy —tanto las buenas como las malas— influirán en la salud de tus hijos y nietos.** Así, por ejemplo, estudios en animales han revelado que una dieta deficiente durante el embarazo puede dejar marcas epigenéticas en la descendencia, por lo que esta tiene más riesgo de padecer enfermedades metabólicas, mientras que una vida saludable puede transmitir beneficios que protegen a las futuras generaciones.

Déjame contarte lo que ocurrió durante la hambruna en los Países Bajos —conocida como el «invierno del hambre»—, uno de los ejemplos más impactantes de cómo la epigenética no influye solo en nuestra salud individual. Entre 1944 y 1945, durante la Segunda Guerra Mundial, los nazis bloquearon el suministro de alimentos a los Países Bajos, lo que llevó a una hambruna extrema en la que miles de personas sobrevivían con menos de 500 calorías al día. Las mujeres embarazadas en ese periodo dieron a luz a bebés que, décadas después, mostraron tasas más altas de obesidad, diabetes tipo 2 y enfermedades cardiovasculares. Esto significa que los cambios epigenéticos que ocurrieron en la primera generación se transmitieron a la segunda, probablemente porque los fetos en desarrollo experimentaron una reprogramación biológica para adaptarse a la escasez de alimentos. En otras palabras, sus cuerpos aprendieron a almacenar calorías de manera más eficiente porque esperaban vivir en un entorno de hambre. Sin embargo, al tener un acceso normal a la comida, esa predisposición a almacenar más grasa los hizo más propensos a la obesidad y sus complicaciones. Pero lo realmente sorprendente fue lo que ocurrió con la siguiente generación. Los nietos de esas mujeres también mostraron un mayor riesgo a estas enfermedades, a pesar de no haber vivido la hambruna.

Este estudio es clave porque demuestra que lo que vivimos podría dejar huellas en nuestros hijos y nietos. Que nuestro

ADN, nuestra herencia genética fija, no nos determine no quiere decir que nuestras decisiones no se transmitan a futuras generaciones. Lo que decidas hoy puede modificar la expresión de tus genes y también la de tu descendencia. Ya sabes, un gran poder conlleva una gran responsabilidad.

Cuando cuidas tu alimentación, reduces el estrés y llevas una vida saludable, mejoras tu propia calidad de vida y dejas una firma biológica positiva que beneficiará a tus descendientes.

Desmintiendo el mito del ADN inmutable

Como decíamos al principio del capítulo, cuando se descubrió la estructura del ADN, la comunidad científica quedó fascinada con la idea de que esta molécula contenía toda la información necesaria para «construir» a una persona. Era muy tentador pensar que todo lo que éramos y todo lo que nos pasaba estaba escrito en ese código. ¡Sería como tener el libro de instrucciones de los seres humanos! Por eso, la medicina y la genética centraron gran parte de sus esfuerzos en identificar genes específicos para enfermedades como el cáncer, la obesidad o la depresión. Se creía que, si heredabas una mutación en uno de esos genes, tu destino estaba prácticamente sellado.

Sin embargo, la verdad es otra: tus genes no son el guion definitivo de tu vida. **Tú eres el director de tu historia biológica.** La epigenética nos enseña que, incluso si tenemos una predisposición genética a ciertas enfermedades, no estamos condenados. La idea de que nuestros genes nos determinan no solo es errónea, sino también peligrosa, porque fomenta la pasividad. Si crees que tu destino está fijado por tu ADN, tal vez caigas en la resignación: «Si mi madre tuvo diabetes, yo también la tendré». O peor aún: «¿Para qué esforzarme si mis genes ya lo decidieron todo?». Esta creencia nos desconecta del inmenso poder que tenemos para influir en nuestra salud y en nuestras vidas. Nos hace olvidar que cada decisión que tomamos —cada comida, cada paso, cada pensamiento— tiene el poder de cambiar el rumbo de nuestra biología.

A FONDO: NOTAS, MÚSICOS E INSTRUMENTOS

Si la genética es la partitura y la epigenética los intérpretes, ¿cuáles son los instrumentos que utiliza para modificar la melodía de nuestro cuerpo? ¿Cómo funciona realmente todo esto? Cuando comes uno u otro alimento, haces ejercicio o meditas para liberarte del estrés, por ejemplo, creas reacciones químicas en tu cuerpo que apagan o encienden genes. Para entender cada reacción hay que saber mucho de biología y bioquímica, y se pueden escribir cientos de libros, pero lo importante aquí es saber que esas reacciones funcionan como instrumentos: no modifican la partitura del ADN, pero sí son importantes para decidir cómo suena.

Nunca debemos olvidar que nuestras elecciones son capaces de activar o silenciar genes, y transformar, así, nuestro riesgo genético en una oportunidad para tomar el control. El mito del ADN inmutable es peligroso porque nos roba el poder, pero ahora sabes la verdad: puedes cambiar tu biología cada día, con cada elección. Si no fuera así, con un solo ADN únicamente habría una vida posible, pero la realidad es que hay muchas formas de vivir.

¿Por qué los gemelos idénticos, que comparten el mismo código genético, no siempre desarrollan las mismas enfermedades? ¿Por qué un gemelo podría vivir hasta los 90 años, y el otro, morir de un infarto a los 60?

La respuesta está en los factores epigenéticos. Uno de los gemelos quizá haya estado expuesto a niveles más altos de estrés, haber llevado una dieta menos equilibrada o haber vivido en un entorno más contaminado, todo lo cual puede activar o desactivar genes específicos que influyen en el riesgo de enfermedad. Te ocurriría lo mismo a ti si tuvieras dos vidas paralelas: tu salud sería diferente según las decisiones que tomaras en cada una de ellas. **No es el ADN, sino lo que haces con él.**

Otro mito común es que las enfermedades genéticas son

inevitables. Si bien algunas afecciones están directamente relacionadas con mutaciones en el ADN, como la fibrosis quística, la mayoría de las enfermedades crónicas, como el cáncer, la diabetes y las enfermedades cardiovasculares, no son exclusivamente genéticas. Al contrario: en muchos casos, es la interacción entre los genes y el entorno lo que determina si estas condiciones se desarrollan o no.

La epigenética también nos enseña que nuestros genes tienen un alto grado de flexibilidad. Este hallazgo no solo nos permite entender mejor las enfermedades, sino también desarrollar estrategias personalizadas para prevenirlas y tratarlas. Así, por ejemplo, en la medicina del futuro, podríamos utilizar análisis epigenéticos para identificar qué tratamientos serían más efectivos para cada persona según su perfil genético y ambiental único. Más adelante te contaré con mayor detalle sobre estas posibilidades.

Tu ADN te ofrece una base, pero no una sentencia. Gracias a la epigenética, puedes reescribir tu historia, día a día, con cada elección. Tú tienes el poder de decidir quién quieres ser y cómo quieres vivir.

EN POCAS PALABRAS...

RECUERDA:

1) Tus genes no son tu destino: aunque nacemos con una secuencia genética fija, nuestras decisiones de vida tienen el poder de modificar la forma en que esos genes se expresan.

2) La epigenética es el puente entre la genética y el estilo de vida: lo que comes, cómo te mueves, el manejo del estrés y tu entorno emocional son factores clave que activan o silencian genes.

3) Tu biología es flexible y adaptable: no estás condenado por tu herencia genética. Tu cuerpo está en constante diálogo con el entorno y siempre tienes la oportunidad de influir en él.

4) Cada elección importa: pequeños cambios en tus hábitos diarios pueden tener un gran impacto en tu salud a largo plazo.

5) El ADN no es inmutable: creer en este mito limita tu potencial, porque pensar que tus genes lo deciden todo fomenta la pasividad y la resignación. ¡No caigas en él!

2

EL CÓDIGO INVISIBLE
DEL BIENESTAR

Cuando los científicos descubrieron que nuestro cuerpo posee un conjunto de interruptores invisibles que pueden activar o silenciar genes, revolucionaron nuestra forma de entender la salud. Si entras en una habitación con solo una ventana, obtendrás una cantidad de luz según el día que haga. Si el cielo está despejado y luce el sol, no habrá problema, pero, si aparecen las nubes y todo se oscurece, sí que lo tendrás. En cambio, si en la habitación hay una bombilla en el techo, una lámpara de pie y varios apliques en la pared, serás tú quien decida cuánta luz quieres recibir. Puedes encenderlas todas para que la iluminación sea apropiada, o bien regularlas para conseguir un ambiente relajado. Las nubes dejarán de ser un problema.

Un interruptor te da el poder a ti: es tu mano la que lo enciende, apaga o regula.

Como te he dicho antes, los interruptores de nuestro cuerpo son conocidos como *modificaciones epigenéticas* y, aunque son invisibles, tienen un gran impacto en tu salud. Lo más fascinante es que no están grabados en piedra, sino que pueden cambiar en función de lo que comes, cómo te mueves, tu nivel de estrés o incluso la cantidad de horas que duermes.

Volvamos a la idea de que tu ADN es como un gran libro de recetas que contiene todas las instrucciones necesarias para que tu cuerpo funcione correctamente. Cada receta representa una función clave: una regula tu metabolismo, otra controla tu sistema inmunológico y otra más dicta cómo se reparan las células dañadas. **Sin embargo, ni siquiera el mejor chef del mundo es capaz de hacerlo todo a la vez, así que no todas esas recetas están disponibles para ser usadas al mismo tiempo.** Algunas están «abiertas», mientras que otras están «cerradas» o «silenciadas», según las necesidades del momento. Aquí es donde entran en juego los marcadores epigenéticos.

¿Cómo trabajan los marcadores epigenéticos?

Cuando un marcador epigenético apaga un gen, es como si ocultara una de las recetas del libro, haciendo imposible que el cuerpo la lea. Aunque te vuelvas loco buscando cómo se preparaba esa tarta de chocolate tan rica, no la vas a encontrar. En cambio, cuando lo enciende, deja la receta disponible para ser utilizada. Este proceso de activación o silenciamiento de genes ocurre a través de tres mecanismos principales: la metilación del ADN, la modificación de histonas y el ARN no codificante. Estos términos técnicos suenan muy complicados, pero son mecanismos que, bien explicados, resultan sencillos de comprender.

El interruptor de encendido y apagado: la metilación del ADN

¿Alguna vez te han pillado escribiendo una nota en el colegio y la has tapado rápidamente con la mano para que no la leyesen? Pues de esa forma tan sencilla funciona la metilación del ADN. Existen unas pegatinas químicas, llamadas *grupos metilo*, que se colocan sobre ciertos segmentos del ADN. Lo que queda tapado no puede ser leído. Por eso, cuando los grupos metilo se colocan en regiones específicas del ADN, apagan ciertos genes, con lo que impiden que se expresen.

¿Y por qué querríamos tapar parte del ADN? Muy fácil: porque no todos los genes deben estar activos todo el tiempo. **Algunos deben encenderse solo en situaciones específicas, como, por ejemplo, el gen que promueve la inflamación.** Este gen es fundamental para proteger el cuerpo cuando tienes una herida o una infección, ya que activa la respuesta inmune. Sin embargo, si permanece encendido constantemente, podría causar inflamación crónica, lo que es peligroso para tu salud. La buena metilación del ADN actúa como un mecanismo de control, puesto que mantiene ese gen apagado cuando no es necesario y se encarga de encenderlo en caso contrario.

La metilación del ADN es un proceso bioquímico esencial que actúa como un regulador maestro y ayuda a mantener el equilibrio en nuestro cuerpo.

Este mecanismo es importantísimo, porque influye en procesos vitales como el crecimiento celular, el metabolismo y la reparación del ADN. Cuando funciona correctamente, contribuye a la estabilidad genética y previene el desarrollo de enfermedades, pero una metilación desregulada puede afectar de forma negativa a la salud, al activar o silenciar genes de manera inapropiada. Si no funciona como debería, es como si las páginas del libro de cocina se volasen con el viento y nos apareciese la receta de la crema de calabacín cuando querríamos cocinar un pescado a la brasa o el capítulo de los postres cuando buscamos las ensaladas. Y, créeme, por atractivo que suene cambiar la lechuga por la tarta, ni tú querrías tener cada día un pastel de chocolate para comer.

Y aquí viene la pregunta del millón: doctor, ¿la metilación del ADN es un proceso fijo o podría hacer algo para mejorarla? La respuesta es alentadora: ¡la metilación no es fija! Como les digo siempre a mis pacientes, el proceso puede modificarse según tu estilo de vida y las elecciones que hagas a diario. **A tra-**

vés de cambios positivos, serás capaz de promover una metilación saludable y proteger tu salud a largo plazo.

Un ejemplo práctico lo encontramos en la alimentación: consumir alimentos ricos en folatos (espinacas, brócoli, espárragos y legumbres) y vitamina B12 (salmón, huevos, carne de res y productos lácteos) es una excelente forma de favorecer la metilación del ADN, porque estos nutrientes proporcionan los grupos metilo necesarios para que el proceso funcione correctamente. Por el contrario, una dieta alta en azúcares, grasas trans y productos ultraprocesados puede alterar la metilación y activar genes dañinos o silenciar genes protectores. Este desajuste aumentaría el riesgo de enfermedades metabólicas y trastornos inflamatorios.

Existen otros factores que influyen en la metilación del ADN. La expresión génica también se altera en ocasiones por los tóxicos ambientales y la exposición a sustancias químicas, como pesticidas o contaminantes; la falta de sueño, que interfiere en la reparación celular, y el estrés crónico, que genera unos niveles altos de cortisol durante largos periodos.

La modificación de histonas: el arte de enrollar y desenrollar el ADN

Las histonas son proteínas esenciales que actúan como bobinas, alrededor de las cuales se enrolla el ADN para compactarse dentro del núcleo de la célula. Si el ADN no estuviera organizado de esta manera, sería como intentar guardar una cuerda de varios metros dentro de una pequeña caja: una tarea tan caótica como inútil. **Gracias a las histonas, la cuerda que es el ADN se organiza de forma eficiente y las células logran acceder a la información genética siempre que lo necesitan.**

Imagina que escribes un mensaje en una tela y después la enrollas: por fácil que resultara ver el mensaje cuando estaba extendida, es imposible que consigas leer ni una palabra una vez que la has enroscado. Sucede lo mismo con el ADN: cuando está muy enrollado, será difícil leer las instrucciones genéticas, lo que impide que ciertos genes se expresen. Por el contrario, si se ha guardado con cuidado y sin nudos, se puede desenrollar para que sea accesible, y las células serán capaces de leer y usar esa información sin problemas. Este proceso es constante y, a través de modificaciones químicas en las histonas, se determina qué partes del ADN están disponibles para ser utilizadas y cuáles permanecen silenciadas.

El estado de las histonas tiene un impacto directo en la función celular y el equilibrio metabólico.

Algunos genes deben estar siempre accesibles para garantizar que el cuerpo funcione correctamente, mientras que otros solo deben activarse en situaciones específicas. Imagina que posees un gen relacionado con la reparación del ADN y la protección contra el envejecimiento celular. Si ese gen está accesible, tu cuerpo puede activarlo para reparar el daño celular y mantener el equilibrio. Sin embargo, si el ADN alrededor de ese gen está demasiado enrollado, la célula no podrá acceder a esa información, lo que podría aumentar el riesgo de enfermedades degenerativas.

Como sucede en la metilación del ADN, **nuestros hábitos de vida también afectan a la modificación de las histonas**. El ejercicio físico regular, por ejemplo, es uno de los mejores moduladores de las histonas. Si alguna vez te habías preguntado por qué el deporte te hace sentir bien, aquí está parte de la respuesta: cuando te mueves, el ADN se desenrolla en ciertas regiones, y de este modo activa genes relacionados con el metabolismo, la reparación celular y la reducción de la inflamación. El estrés crónico, en cambio, ocasionaría que el ADN se compacte demasiado en regiones clave, lo que impide la expresión de genes que regulan el estado de ánimo y el equilibrio inmunológico. Esto podría aumentar el riesgo de ansiedad, depresión y enfermedades inflamatorias. Piénsalo así: tu cuerpo dispone de la información para estar alegre, pero debes ayudarle a encontrarla.

DE LA CIENCIA **A LA PRÁCTICA**

¿Sientes que el estrés te tiene bajo mínimos? ¿Te has acostumbrado tanto al mal humor que te preguntas si no será parte de ti? Recuerda: no eres tú, son tus histonas. Quizá el agobio tenga las cuerdas de tu ADN tan enrolladas y llenas de polvo que a las células les resulte imposible leer sus instrucciones. Dales un poco de movimiento, sal a andar o haz algo de ejercicio y notarás que todo mejora.

Los directores de tráfico genético: el ARN no codificante

A diferencia del ADN, que funciona como el libro donde está todo escrito, el ARN tradicional se encarga de fabricar proteínas siguiendo las instrucciones del ADN. Sin embargo, no hay un solo tipo de ARN. El que nos interesa ahora es el ARN no codificante, que tiene la función de supervisar y regular la expresión de los genes. Su papel es similar al de un director de tráfico genético que decide cuándo activar o silenciar ciertos genes para mantener el equilibrio del organismo. **Este tipo de ARN no produce proteínas, pero actúa como un regulador maestro, ajustando las respuestas del cuerpo según las señales que recibe del entorno.** Dependiendo de las necesidades del momento, puede bloquear la expresión de genes innecesarios o potenciar la actividad de otros.

El ARN no codificante es clave para procesos fundamentales como la regulación del sistema inmunológico, la reparación celular y la respuesta al estrés. Cuando funciona correctamente, se planta en medio del tráfico, hace sonar su silbato y dirige cada nutriente donde tiene que ir para asegurar que el cuerpo responda de forma adecuada a los estímulos externos. Sin embargo, si se desregula, le cuesta más trabajar y abre la puerta a muchos problemas de salud.

Por ejemplo, cuando te encuentras bajo mucho estrés debido a una carga excesiva de trabajo, ciertos tipos de ARN no codificante activan genes relacionados con la inflamación para preparar al cuerpo para una situación de emergencia. Esto es útil a corto plazo, ya que mejora la capacidad de tu cuerpo para enfrentarse al desafío, pero se convierte en un problema si el estrés es constante. Mientras dure, este director de tráfico sigue enviando los recursos a protegerte de lo que cree que es una situación excepcional, y hace que los genes permanezcan activos demasiado tiempo. Como resultado, pueden provocar inflamación crónica, desequilibrios hormonales y un mayor riesgo de enfermedades.

Sorpresa: al igual que otros mecanismos epigenéticos, el ARN no codificante responde a tus hábitos y estilo de vida.

El ARN no es tan distinto de ti y de mí. Como todos los trabajadores del mundo, agotado tras una larga jornada de redirigir el tráfico, lo que el ARN necesita es descansar. Por eso, el sueño es fundamental para el restablecimiento del equilibrio del ARN no codificante. Durante la noche, tu cuerpo ajusta la expresión de genes clave relacionados con la reparación celular y el metabolismo. Hay varios estudios que explican que un mal descanso nocturno, como el provocado por dormir menos de 6 horas por noche de forma constante, hace que el ARN no codificante pueda desregularse. Y, si tu ARN tiene fatiga, tú también la tendrás, además de que correrás más riesgo de sufrir problemas metabólicos y depresión.

La buena noticia es que **tienes la oportunidad de influir positivamente en este proceso a través de prácticas que reducen el estrés y favorecen el equilibrio interno.**

DE LA CIENCIA **A LA PRÁCTICA**

La meditación, el yoga o la respiración consciente son excelentes herramientas para ajustar la actividad del ARN no codificante y prevenir la desregulación. También dedicar diez minutos al día a la respiración profunda hará que se reduzca la expresión de genes inflamatorios, con lo que aumentará tu bienestar general y la función del sistema inmunológico. No te preocupes, porque vamos a tener tiempo para explicar todo esto al detalle.

¿Enfermar es inevitable? Tus elecciones de hoy transforman tu futuro

La epigenética nos enseña algo fascinante: **tus elecciones diarias son como pequeños ajustes en un tablero de control que regula la expresión de tus genes**. Cada decisión que tomas —desde la forma en que organizas tu jornada hasta cómo gestionas el tiempo para ti mismo— deja una huella en tu biología. Y lo más interesante es que estos cambios no son momentáneos; a menudo, el impacto de tus hábitos se acumula y se amplifica con el tiempo. No es necesario hacer grandes transformaciones para influir en tus genes. De hecho, funciona al contrario: son los pequeños gestos cotidianos los que marcan la diferencia. Vale más que salgas a caminar un rato cada mañana que escales el Everest un día concreto de tu vida.

A veces pensamos en la salud como algo binario —o estamos bien o estamos enfermos—, pero se parece más a un gradiente en el que tus hábitos diarios te acercan al bienestar o te alejan de él.

Piensa en tus hábitos como si fueran las herramientas de un arquitecto que está construyendo tu bienestar: cada elección que haces se convierte en un ladrillo que contribuye a esa construcción. Nada es irremediable, y cada día puedes añadir, modificar o incluso reemplazar esos ladrillos. Esto es lo que hace la epigenética: **te ofrece la oportunidad de rediseñar constantemente la forma en que tus genes se expresan**. Debemos ser conscientes de que las pequeñas decisiones se suman y de que un hábito tan simple como apagar el móvil media hora antes de dormir tal vez no parezca muy importante hoy, pero, si lo haces de manera constante, mejorará la calidad de tu sueño, lo que a su vez beneficia la reparación celular y el equilibrio hormonal. De igual manera, optar por subir escaleras en lugar de usar el ascensor no tendrá un impacto significativo en un día, pero, después de meses, puede desencadenar cambios epigenéticos que mejoren tu metabolismo y tu energía diaria.

DE LA CIENCIA **A LA PRÁCTICA**

Hay hábitos positivos para todo tipo de situaciones. Si en tu trabajo te enfrentas a reuniones estresantes, incorpora la costumbre de respirar profundamente tres veces antes de entrar. Un recurso tan sencillo sirve para reducir la activación de genes relacionados con la respuesta al estrés y, por tanto, impedir el desarrollo de esa cascada inflamatoria tan negativa para nuestro cuerpo. Y, además, comenzarás tu reunión mucho más tranquilo.

Siempre me gusta comentar el ejemplo de Luis Enrique, el entrenador de fútbol, que en su documental cuenta que, mientras trabajaba en su despacho, cada 30 minutos le sonaba el reloj y dejaba lo que estaba haciendo para moverse. Su propósito era combatir el sedentarismo, ya que pasa entre 8 y 10 horas sentado en un despacho. Hay trabajos con los que es complicado evitarlo, pero deberías saber que permanecer sentado durante muchas horas al día reduce la actividad metabólica de tus músculos y apaga ciertos genes relacionados con el metabolismo de la glucosa.

A nivel epigenético, el sedentarismo podría silenciar genes que regulan la sensibilidad a la insulina, y ello impide que esta hormona funcione como debería. Cuando estos genes están apagados, el cuerpo empieza a precisar más insulina para manejar la misma cantidad de glucosa, lo que contribuye a desarrollar resistencia a dicha hormona. De este modo, se crea un círculo vicioso en el que el cuerpo libera más insulina de la necesaria, lo que a su vez afecta a otros sistemas y aumenta el riesgo de diversas enfermedades metabólicas, como la diabetes *mellitus* o la hipertensión arterial, y genera un perfil de colesterol desfavorable. Combatir el sedentarismo con trucos como el de Luis Enrique comporta una reducción del riesgo de enfermedades crónicas a largo plazo y, por tanto, ayuda a tener más calidad de vida.

El efecto acumulativo de microacciones como estas es uno de los conceptos más importantes de la epigenética.

Tus hábitos de vida y tu entorno generan unas modificaciones epigenéticas que tienen efectos positivos o negativos en el cuerpo y en la aparición de enfermedades a largo plazo. Es importante que entiendas este concepto y dejes de pensar que las enfermedades son inevitables. **Aunque cada acción individual parezca insignificante, la suma de todas ellas puede cambiar radicalmente tu expresión genética y tu salud a largo plazo.** Imagina que cada hábito es como una gota de agua que cae sobre una piedra: una gota sola no hará nada, pero miles de ellas moldearán la superficie de la piedra.

Hay una anécdota que viví en mi consulta de Palma de Mallorca que describe con exactitud este concepto. Un día vino a mi consulta una paciente de 60 años para realizarse un estudio epigenético, ya que presentaba múltiples problemas digestivos, como hinchazón abdominal y gases después de las comidas, estreñimiento, dolor abdominal y, en ocasiones, hasta ganas de vomitar. También me comentó que se encontraba muy cansada y dormía muy mal, con varios despertares durante la noche. Tras explicarle en qué consistía el estudio epigenético, le practiqué una anamnesis detallada y, cuando le pregunté si padecía alguna enfermedad, ella me respondió: «Las habituales, diabetes *mellitus* tipo 2, hipertensión arterial y el colesterol elevado». Imagínate mi asombro. ¿Cómo que «las normales»? Estas enfermedades no son normales, ni mucho menos inevitables. En su caso, estaban reflejando años de desajustes metabólicos y epigenéticos que nunca se trataron a tiempo. **Su cuerpo llevaba décadas enviándole pequeñas alarmas en forma de problemas digestivos, cansancio extremo, insomnio o inflamación**, pero todas esas señales, que en realidad eran llamadas de atención, pasaron desapercibidas.

Tuve que hacer entender a esta paciente que no hay que normalizar estas enfermedades con 60 años y que debemos ser conscientes de que podemos vivir más y mejor, sin necesidad de tomar cuatro o cinco fármacos cada día, como mínimo. Vivimos en una sociedad en la que escuchamos frases como «A partir de los 50, es normal tener la tensión alta» o «Con 60 años, ¿quién no toma pastillas para el colesterol, para la diabetes o para dormir?», y no tendría que ser así. **Estas situaciones se pueden evitar.**

No deberíamos aceptar las enfermedades crónicas como una parte inevitable del envejecimiento.

¿Tú también has aprendido a ignorar el agotamiento o a convivir con un estómago en guerra? Tenemos que cambiar el discurso. No podemos seguir viendo como normales síntomas como el cansancio persistente, el dolor articular o los problemas digestivos solo porque son frecuentes. Lo común no significa natural ni saludable. Al contrario, lo que debería ser normal es sentirse bien, tener energía, dormir profundamente y moverse sin dolor, incluso con 60, 70 u 80 años. Esa es la verdadera normalidad. La buena noticia es que nunca es tarde para actuar.

El cuerpo es una máquina extraordinaria, diseñada para repararse y adaptarse si le damos las herramientas adecuadas. No se trata de buscar la perfección ni de cambiarlo todo de golpe, sino de adoptar pequeños hábitos diarios a favor de nuestra salud.

El impacto de las emociones en tu código genético

¿Alguna vez te has preguntado sobre la conexión que existe entre nuestro cerebro y nuestro cuerpo? Escucharás en muchas ocasiones que el cuerpo y la mente son entidades separadas, y es que actuamos como tal. Si nos duele la cabeza, tomamos un analgésico. Si estamos nerviosos, buscamos distraernos. Si sentimos fatiga, recurrimos al café. Solo cuando entendemos que cada pensamiento, cada emoción y cada experiencia que vivimos tienen un impacto real en la biología de nuestro cuerpo, podemos cambiar las reglas.

Cada día, nuestras emociones influyen en el sistema nervioso, en la producción de hormonas e incluso en la expresión de nuestros genes. El miedo, el estrés, la ira o la tristeza sostenidos en el tiempo pueden activar genes inflamatorios y desregular procesos clave, mientras que la gratitud, la calma y el amor contribuyen a potenciar la reparación celular y equilibrar el sistema inmunológico.

A FONDO: LA MAGIA QUÍMICA DE LOS ABRAZOS

Decir que el amor ayuda a nuestra salud y que la tristeza la empeora no es un discurso hippie. Cuando desde la ciencia estudiamos el impacto de las emociones, no hablamos de pensamientos positivos o negativos en un sentido superficial, sino de cómo cada emoción se traduce en reacciones químicas dentro del organismo y afecta a nuestra salud a nivel epigenético. Por ejemplo, un abrazo con un ser querido libera oxitocina, la «hormona del amor», y es una gran muestra de cómo tus emociones escriben tu biología en tiempo real.

No podemos evitar sentir emociones como el estrés, la ira o la tristeza, y tampoco tenemos por qué hacerlo. Son parte de la vida y, en su justa medida, cumplen una función adaptativa. El problema surge cuando estas emociones se prolongan en el tiempo y dejan de ser una reacción temporal para convertirse en un estado permanente. Esta cronicidad puede actuar como un veneno silencioso, cambiar la manera en que nuestros genes se expresan y contribuir al desarrollo de enfermedades.

El estrés

Si ya he mencionado el estrés antes es porque es una de las emociones más comunes en nuestro día a día. Nos acompaña en pequeñas y grandes situaciones, desde una reunión de trabajo hasta una discusión en casa o incluso cuando nos enfrentamos a un atasco de tráfico que nos retrasa. **En pequeñas dosis, el estrés es útil.** Te ayuda a reaccionar rápidamente, a estar alerta y a responder con agilidad ante los desafíos. Es lo que te permite acabar un trabajo bajo presión y, seguramente, lo que salvó la vida a tu trastatarabuelo cuando huía de un tigre de las cavernas. Sin embargo, el problema surge cuando deja de ser una respuesta puntual y se convierte en un estado permanente.

Nuestro organismo no distingue entre una amenaza real y una imaginaria. Para el sistema nervioso, una reunión tensa con tu jefe puede activar la misma respuesta que si estuvieras escapando de un depredador en la prehistoria. Tu cuerpo se prepara para reaccionar: el corazón se acelera, la respiración se vuelve más rápida y la presión arterial aumenta. Todo esto está bien si dura unos minutos o incluso algunas horas. Pero ¿qué le sucedería a tu cuerpo si estuviese huyendo de un depredador día tras día? Ahí es cuando el estrés deja de ser un aliado y se convierte en un problema.

Cuando el estrés se vuelve crónico, activa una respuesta inflamatoria sostenida que repercute en todo el cuerpo y provoca un estado de alerta permanente en el sistema inmune. Es como si el cuerpo se mantuviera en guerra constante, preparando una defensa sin que haya un enemigo real. Esta inflamación crónica está vinculada con múltiples enfermedades, como la diabetes *mellitus* tipo 2, enfermedades cardiovasculares e incluso ciertos tipos de cáncer. **Y lo más preocupante es que muchas personas ni siquiera son conscientes de que su cuerpo está funcionando en este estado.**

El sistema inmunitario, diseñado para protegernos de infecciones y enfermedades, también se ve afectado por el estrés prolongado. Las células encargadas de la defensa del cuerpo, como las células T citotóxicas, comienzan a funcionar de manera menos eficiente. Esto significa que quienes viven con estrés crónico son más propensos a enfermarse, a resfriarse o incluso a desarrollar problemas autoinmunes.

Cuando la alarma del cuerpo está encendida todo el tiempo, el sistema de defensa se agota y no es capaz de reaccionar cuando de verdad hace falta.

Pero el impacto del estrés no se detiene ahí. También afecta al metabolismo. Si los niveles de cortisol se mantienen elevados durante demasiado tiempo, interfieren con la acción de la insulina. Esto significa que la glucosa en sangre permanece elevada por más tiempo, lo que aumenta el riesgo de resistencia a la insulina y favorece el desarrollo de diabetes tipo 2. ¿Has notado que, cuando estás estresado, tienes más antojos de dulces y carbohidratos refinados? No es casualidad. El cuerpo, en un intento de compensar el desgaste que siente, busca energía rápida en forma de azúcar. Así, el estrés crónico no solo afecta al equilibrio hormonal, sino que también puede contribuir al aumento de peso, sobre todo en la zona abdominal.

Por si fuera poco, el cerebro es uno de los órganos más afectados por el estrés a largo plazo. El cortisol en exceso altera la producción de neurotransmisores clave como la serotonina y la dopamina, lo que podría predisponer a la depresión, la ansiedad y otros trastornos del estado de ánimo. Además, el estrés prolongado afecta directamente al hipocampo, la región del cerebro encargada de la memoria y el aprendizaje. Por eso las personas sometidas a altos niveles de estrés tienen dificultades para concentrarse, recordar información e incluso tomar decisiones. Como el cerebro se ve forzado a enfocarse solo en la supervivencia, deja de lado las funciones cognitivas más complejas. ¿A quién le importa de qué color eran las flores a la orilla del río cuando te quiere hincar un diente un tigre de las cavernas?

Piénsalo por un momento. ¿Cuántas veces te has sentido agotado después de un día lleno de tensiones? ¿Y cuántas veces has notado que, después de una semana particularmente estresante, te cuesta más recordar cosas o tomar decisiones simples? No es solo cansancio mental; es la química de tu cuerpo cambiando a causa del estrés. **El cerebro está reconfigurando su actividad para lidiar con la amenaza constante que percibe, lo que a largo plazo puede comportar un deterioro cognitivo.**

El problema con el estrés crónico es que, al volverse una rutina, dejamos de notarlo. Nos acostumbramos a vivir con cansancio, con digestiones pesadas, con dolores de cabeza, con insomnio. Lo normalizamos. Sin embargo, esos síntomas son señales de que nuestro cuerpo está luchando por recuperar el equilibrio, de que pide a gritos una pausa. Si no escuchas esas señales, tu organismo seguirá activando mecanismos de defensa y, con el tiempo, te enfrentarás a problemas de salud más serios.

Voy a ponerte un ejemplo para ayudarte a entender todo lo que acabo de explicar. Clara es una profesional comprometida con su trabajo, organizada y eficiente, y su jefe le ha asignado un proyecto importante con una fecha límite ajustada. En los primeros días, siente una descarga de energía: su mente está enfocada, trabaja rápido y con precisión, incluso con menos horas de sueño. Su cuerpo ha activado el modo emergencia, liberando cortisol y adrenalina para mantenerla alerta y enérgica. El día de la entrega, a pesar del cansancio, siente satisfacción. Lo ha conseguido. **Su estrés ha sido útil: le ha permitido concentrarse y rendir al máximo en un corto periodo de tiempo.** Su cuerpo vuelve a la normalidad después de unos días de descanso y recuperación. Este es el estrés agudo, el que nos ayuda a reaccionar de manera efectiva ante desafíos puntuales.

Ahora, imagina que Clara no tiene descanso. Apenas entrega el proyecto, su jefe le asigna otro con un plazo aún más ajustado. Se acumulan reuniones, correos urgentes y una carga de trabajo que no parece tener fin, y Clara siente que está en una carrera en la que no hay meta. Su cerebro sigue en modo emergencia, su cuerpo no tiene oportunidad de relajarse y el cortisol se mantiene elevado. Al principio, lo maneja con café y noches largas de trabajo, pero, con el tiempo, empieza a notar que algo no va bien:

- Duerme mal. Aunque está agotada, su mente no deja de dar vueltas y se despierta varias veces durante la noche.
- Siente hambre constante, sobre todo de dulces y carbohidratos. Su cuerpo busca energía rápida para mantenerse en marcha.
- Empieza a olvidar cosas. Le cuesta recordar detalles simples, y su capacidad de concentración disminuye.

- Su piel luce apagada y envejecida. Nota que han aparecido más arrugas en poco tiempo y ha perdido brillo y tersura.
- Sus digestiones son más pesadas. Incluso lo que antes le sentaba bien ahora le provoca dolor de estómago o hinchazón.
- Siempre está cansada, aunque duerma más horas los fines de semana.

Lo que al principio fue un estrés útil y motivador se ha convertido en estrés crónico. Su cuerpo no está diseñado para mantener este estado de alerta de forma indefinida y su sistema inmunitario comienza a debilitarse, su metabolismo se altera y su salud mental se ve afectada. Clara ha pasado de ser una persona enérgica y productiva a sentirse agotada todo el tiempo. A pesar de que su cuerpo está enviándole señales de advertencia, ella las ignora. Este es el punto en el que muchas personas normalizan el estrés crónico sin darse cuenta del daño que está causando en su cuerpo y su mente.

El estrés ocasional nos impulsa a actuar, pero, cuando se vuelve una constante, es el causante de transformar nuestra biología de manera negativa.

La buena noticia es que este daño es reversible. Aunque el estrés puede activar genes inflamatorios y debilitar el sistema inmunitario, está en nuestra mano desactivar esas respuestas y revertir sus efectos. Nuestro cuerpo es increíblemente adaptable y, con pequeños cambios en nuestro estilo de vida, podemos entrenarlo para responder de manera diferente. En los siguientes capítulos, veremos cómo podemos lograrlo.

La depresión

Sentirse triste es una experiencia humana natural y, en muchos casos, temporal. Sin embargo, cuando la tristeza se convierte en un estado persistente, también es capaz de desencadenar una serie de efectos negativos en nuestro organismo.

Hagamos un experimento: si tuvieras que dibujar a una persona triste, ¿qué es más probable que pusieras en tu dibujo? ¿A alguien activo o a alguien tumbado? ¿A una persona que cocina un plato elaborado a o una que se come un helado a cucharadas? ¿Una cara iluminada y con las mejillas coloreadas o unos rasgos pálidos y apáticos? Pues todas tus respuestas tienen una explicación científica. Pensamos en alguien apático porque este estado prolongado de tristeza, a menudo asociado con la depresión, altera la producción de neurotransmisores clave como la serotonina, la noradrenalina y la dopamina, sustancias químicas esenciales para regular el estado de ánimo, la motivación y el placer. **Unos niveles bajos de estas sustancias pueden provocarnos tristeza persistente, irritabilidad, falta de energía y apatía.** Además, nos imaginamos una cara cansada porque la disminución de serotonina y dopamina no solo afecta al estado de ánimo, sino también a la calidad del sueño, lo que provoca insomnio o sueño no reparador. Y, por supuesto, en la imagen de nuestra mente hay alguien comiendo helado a cucharadas, porque la tristeza crónica provoca antojos de alimentos ricos en azúcar y carbohidratos, así como cambios de peso a causa de una sensación constante de cansancio y falta de motivación para realizar actividades físicas. Por si fuera poco, las alteraciones en los niveles de dopamina también causan dolores de cabeza, musculares y articulares sin una causa médica aparente.

La depresión crónica ha sido vinculada con el envejecimiento prematuro a nivel celular.

Asimismo, afectaría a la neuroplasticidad, que es la capacidad del cerebro para adaptarse y formar nuevas conexiones neuronales, lo que afecta a la memoria y la habilidad para aprender cosas nuevas. Este deterioro cognitivo puede dificultar la realización de tareas cotidianas y empobrecer la calidad de vida.

A FONDO: LA TRISTEZA Y LOS PROTECTORES DEL ADN

Cuando le deseamos a alguien una vida «larga y feliz», es porque ambas cosas están muy unidas. La tristeza asociada al estrés emocional prolongado es capaz de acortar los telómeros, que son unas estructuras protectoras en los extremos de los cromosomas. Cuando los telómeros están débiles, no cumplen con su función protectora y no logran evitar el desgaste del ADN, lo que se asocia con un envejecimiento acelerado y un mayor riesgo de enfermedades relacionadas con la edad. Por fortuna, todo tiene solución. Ahora que sabemos los efectos negativos de estas emociones dañinas, vamos a por lo positivo. Puedes incorporar pequeños cambios en cómo piensas y sientes que te ayudarán epigenéticamente a reducir la inflamación, mejorar el sistema inmunitario y aumentar la longevidad:

- Es importante trabajar la gratitud con diversos ejercicios, como decir tres cosas por las que te sientas agradecido antes de irte a dormir, escribir notas de agradecimiento a tus seres queridos o, al despertar, enfocarte en lo que ya tienes en lugar de lamentar aquello que te falta.
- El amor y la conexión con los demás también te ayudarán a mejorar tu salud y longevidad. Dar abrazos, además de demostrar a la gente que te rodea que la quieres, servirá para reducir tu estrés.
- Un entorno social positivo, con personas que te hagan sentir bien, tendrá efectos positivos en tu salud. En caso de sentirte solo, busca voluntariados o únete a grupos con intereses en común.

Tu cuerpo responde a lo que sientes en todo momento.

Tus emociones importan. Si vives con estrés, miedo o enfado crónico, tu biología reflejará ese estado. Sin embargo, si, por el contratio, cultivas emociones que promuevan la calma, la conexión y el bienestar, tu cuerpo responderá regenerándose y protegiéndote.

DE LA CIENCIA **A LA PRÁCTICA**

Puedes empezar hoy mismo a implantar estos cambios epigenéticos en tu día a día. Aquí tienes algunas ideas para que las emociones positivas fluyan por tu cuerpo:

- Respira hondo tres veces antes de responder a una situación estresante.
- Al final del día, escribe algo que hayas vivido que te haga sentir agradecido.
- Sal a la naturaleza 10 minutos y disfruta del entorno.

Cada pequeña acción cuenta. Tu mente y tu cuerpo están conectados, así que elige alimentar emociones que trabajen a tu favor.

EN POCAS PALABRAS...

RECUERDA:

1) Tienes control sobre tus genes: aunque tu ADN no cambia, los marcadores epigenéticos actúan como interruptores que activan o silencian genes según tus elecciones diarias, lo que tiene consecuencias profundas en tu salud.

2) Los pequeños hábitos causan un gran impacto: cada pequeño gesto importa.

No es necesario hacer cambios drásticos para mejorar tu salud genética. Hábitos tan simples como moverte regularmente o priorizar el descanso podrían activar genes protectores y mejorar tu metabolismo y tu bienestar a largo plazo.

3) El estrés y la tristeza sostenidos cambian la química de tu cuerpo: cuando el estrés se vuelve crónico, altera la producción de hormonas, favorece la inflamación y afecta a la memoria, el metabolismo y la salud mental, mientras que la depresión acelera el envejecimiento.

4) Puedes reescribir tu salud a largo plazo: el concepto de efecto acumulativo es clave en la epigenética. Cada elección diaria es una oportunidad para influir positivamente en tus genes y evitar enfermedades crónicas. No hay nada inevitable; vivirás más y mejor haciendo pequeños cambios en tu vida.

3

TU ENTORNO, TU EPIGENOMA

Solemos caer en el error de pensar que ni nuestra mente ni el entorno físico suponen un impacto real en nuestro cuerpo. Sin embargo, de la misma forma que el estrés emocional no está solo en nuestra cabeza, la contaminación ambiental también tiene consecuencias directas sobre nuestra salud. La ciencia de la epigenética ha demostrado que cada experiencia y exposición deja pequeñas marcas químicas en el ADN que pueden influir en la forma en que nuestros genes se expresan.

Ahora sabemos que cada sustancia tóxica del ambiente actúa como un pequeño golpe sobre nuestra biología. Uno o dos golpes tal vez pasen desapercibidos, pero, cuando se acumulan con el tiempo, son capaces de desencadenar cambios epigenéticos significativos. ¿Recuerdas la historia de *Los viajes de Gulliver*? La primera vez que Gulliver vio a unos seres diminutos que le intentaban atacar ni se inmutó. Sin embargo, cuando estos empezaron a ser muchos, pudieron tumbarle y atarle. No le derribaron por ser fuertes, pero sí porque eran muchos y constantes.

En nuestro caso, esos «golpes tóxicos» no modifican la secuencia de tu ADN, pero sí su lectura, porque activan o desactivan genes esenciales para la inflamación, el metabolismo, el sistema inmunitario o incluso la regeneración celular. Así, un entorno tóxico es capaz de programar tu cuerpo para funcionar en un estado constante de alerta o desequilibrio, lo que aumenta el riesgo de enfermedades a largo plazo.

No podemos evitar todo lo que nos rodea, pero **sí podemos aprender a reconocer los factores que nos afectan y adoptar estrategias para minimizarlos**. Crear un entorno más saludable no es solo una cuestión de bienestar a corto plazo, sino una verdadera inversión en nuestra biología futura. También en lo que tiene que ver con el entorno, cada decisión cuenta.

El entorno te afecta, pero tienes el poder de influir en él, y en ese poder reside la posibilidad de cambiar tu historia genética para mejor.

Tóxicos silenciosos en el ambiente y disruptores hormonales

Vivimos rodeados de sustancias invisibles que, sin que nos demos cuenta, afectan a nuestra salud día tras día. Son lo que llamamos **tóxicos ambientales**, agentes químicos que están presentes en el aire, el agua, los alimentos, los productos de higiene y hasta en los muebles de nuestra casa. Están por todas partes y a veces llegan a permanecer durante años en nuestro cuerpo, donde se acumulan y acaban por alterar el funcionamiento de las células.

Piensa en esto: ¿alguna vez has sentido cansancio constante sin una causa aparente? ¿Has notado cambios en tu peso, en tu piel o en tu estado de ánimo sin que haya una explicación clara? Son algunas de las cosas que me cuentan mis pacientes cuando acuden a la consulta por primera vez, y a menudo la causa está en el entorno. En muchos casos, la acumulación de sustancias tóxicas puede estar contribuyendo de forma silenciosa a estos síntomas. El problema es que hemos normalizado muchas de estas alteraciones y hemos dejado de preguntarnos qué las está provocando.

Lo más preocupante es que muchos de estos tóxicos no producen efectos inmediatos; es decir, no generan dolor, fiebre o síntomas evidentes de forma automática, por lo que pasan desapercibidos. **Sin embargo, su impacto es profundo y progresivo.** Cuando notas el cansancio u otros síntomas, significa que han alterado tu metabolismo, han acelerado el envejecimiento, han afectado a tus hormonas, han dañado el sistema inmunológico o han modificado la expresión de tus genes a nivel epigenético.

¿Dónde se esconden los tóxicos silenciosos? Pues, muy a nuestro pesar, en demasiados lugares.

El aire

En contra de lo que puedas pensar, la contaminación del aire no es solo un problema de ciudades grandes con tráfico intenso. Incluso en casa podrías estar expuesto a tóxicos como compuestos orgánicos volátiles (COV), que se encuentran en pinturas, barnices, ambientadores y productos de limpieza con fragancias artificiales. También convivimos con partículas finas ($PM_{2,5}$) que provienen de la combustión de vehículos, tabaco y humo de cocina. Estas partículas consiguen atravesar los pulmones y llegar al torrente sanguíneo, lo que afecta al sistema cardiovascular y a la expresión de genes inflamatorios.

El agua

El agua que bebemos también presenta tóxicos. Por ejemplo, el agua del grifo puede contener residuos de metales pesados (plomo, arsénico y mercurio), pesticidas y microplásticos. Además, el cloro, aunque es necesario para desinfectar el agua, a veces reacciona con otros compuestos formando subproductos dañinos para la salud.

Higiene personal

Otra fuente de tóxicos son los productos de cuidado personal. Aproximadamente, un 90 % de los productos de higiene contienen sustancias que son capaces de actuar como disruptores hormonales, lo que significa que provocan que las hormonas no funcionen como deberían. Por ejemplo, los sulfatos y los parabenos de perfumes y cremas corporales, y los ftalatos usados como conservantes en champús y cremas pueden imitar la acción del estrógeno en el cuerpo.

Los alimentos

A los alimentos les dedicaré un capítulo exclusivo, pero te adelanto un dato: no solo importa qué comemos, sino también cómo ha sido cultivado y procesado. Debemos tener en cuenta una serie de factores, como el uso de pesticidas y herbicidas que se encuentran en las frutas, verduras y cereales no ecológicos; la presencia de plásticos en los alimentos que contienen bisfenol A, un importante disruptor endocrino, o el uso de antibióticos y hormonas en carnes y lácteos.

Cómo evitar el contacto con los tóxicos

Que todo lo anterior no te asuste: aquí también podemos hacer algo al respecto para recuperar el control sobre nuestra salud. Aunque no podemos eliminar por completo nuestra exposición a los tóxicos ambientales, sí está en nuestra mano reducir su impacto con pequeños cambios en nuestra vida diaria.

Reducir la exposición a los tóxicos no significa vivir con miedo ni cambiar radicalmente tu vida de un día para otro.

Aprender sobre los tóxicos que nos rodean no consiste en obsesionarnos con cada producto que usamos o cada alimento que consumimos, sino en ser conscientes de los riesgos y tomar decisiones inteligentes para minimizar nuestra carga tóxica. La clave está en los pequeños ajustes diarios, cambios que puedas mantener a largo plazo sin que representen un sacrificio o una carga. **Con el tiempo, estos hábitos acumulativos generarán un gran impacto en tu salud, prevendrán enfermedades, mejorarán tu bienestar y optimizarán la forma en que tu cuerpo procesa su entorno.** Ya lo ves: pequeños cambios, grandes recompensas. A continuación, voy a darte unas soluciones prácticas para empezar a incorporar estos hábitos saludables a tu día a día.

Agua y envases

Empecemos por el agua. El primer paso es instalar en casa un filtro de agua de buena calidad que elimine metales pesados y contaminantes químicos. Existen filtros de carbón activado y sistemas de ósmosis inversa, pero presentan el problema de que también eliminan minerales esenciales. Para solucionarlo, es importante tener sistemas de filtrado que incluyan filtros de remineralización. **Otro sencillo ajuste es evitar las botellas**

de plástico, puesto que muchas contienen bisfenol A y otros disruptores hormonales. Usa botellas de vidrio o acero inoxidable y solucionarás el problema. En caso de que no sea posible, intenta evitar aquellas botellas de plástico que hayan estado expuestas al sol durante mucho tiempo, ya que el calor a menudo libera sustancias químicas del plástico al agua.

Haz lo mismo con los envases de plástico en alimentos y cámbialos siempre que puedas por recipientes de vidrio o acero inoxidable. En caso de que utilices plástico, te recomiendo que evites los que tienen el número 3, 6 o 7 en la base, porque son más propensos a liberar sustancias químicas. Y, por supuesto, no calientes comida en el microondas con envases de plástico ni envuelvas los alimentos en papel de aluminio caliente. Es mucho mejor para ti y para el planeta usar papel encerado o envolturas reutilizables de cera de abeja.

El aire en interiores

Pasamos cerca del 90 % de nuestro tiempo en interiores, ya sea en casa o en el trabajo. Sin darte cuenta, ahí respiras aire contaminado con compuestos orgánicos volátiles (COV), moho, partículas finas y otros contaminantes provenientes de muebles, productos de limpieza y materiales de construcción.

Te doy unos consejos prácticos para reducir la exposición tóxica:

- Abre las ventanas al menos 20 minutos al día para permitir la renovación del aire.

- Usa plantas purificadoras como el espatifilo, la sansevieria y el potus, que ayudan a absorber tóxicos presentes en el aire.
- Evita los ambientadores artificiales y las velas perfumadas sintéticamente, ya que podrían liberar COV. Opta por aceites esenciales naturales o difusores de agua.
- Si vives en una ciudad con unos altos niveles de contaminación, utiliza purificadores de aire con filtros HEPA para reducir la carga de partículas en el ambiente e intenta pasar tiempo en la naturaleza.
- Reduce el uso de productos de limpieza agresivos. Hay opciones naturales mucho más sanas, como el vinagre, el bicarbonato y los aceites esenciales.

Los productos de higiene personal

Tenemos que ser conscientes de que los productos que ponemos en nuestra piel también entran en nuestro cuerpo. Para evitar los disruptores hormonales, es importante usar champús, cremas y maquillajes sin parabenos, ftalatos y fragancias sintéticas. Opta por jabones y desodorantes sin aluminio ni disruptores hormonales, y prueba un protector solar mineral en lugar de los convencionales con oxibenzona y octinoxato, que pueden alterar la expresión de ciertos genes.

Recuerda que no se trata de vivir con paranoia ni de evitar

todo lo que nos rodea, sino de tomar decisiones inteligentes y aplicar cambios graduales que te ayuden a reducir la exposición a los tóxicos sin alterar drásticamente tu estilo de vida. **Mi consejo es que elijas uno o dos cambios para empezar hoy.** Con el tiempo, estos pequeños ajustes se irán convirtiendo en hábitos y, lo mejor de todo, en una inversión en tu salud a largo plazo.

La luz solar

La relación entre la exposición al sol y la salud ha sido un tema de debate desde hace años. Durante mucho tiempo, el enfoque predominante ha sido el riesgo de cáncer de piel asociado con una exposición excesiva a los rayos ultravioleta (UV). Sin embargo, hay estudios que sugieren que la exposición moderada al sol no solo es segura, sino que podría tener beneficios significativos para la longevidad y la reducción del riesgo de enfermedades crónicas. Grandísimas noticias para todas esas personas que revivimos cuando llega la primavera y lo único que nos apetece es tumbarnos un ratito a disfrutar del sol.

Hoy en día, sabemos que las personas que reciben mayor exposición al sol tienden a vivir más tiempo y con mejor calidad de vida que aquellas que lo evitan por completo.

El mecanismo principal que explica estos beneficios es la producción de vitamina D, que es esencial para múltiples funciones en el cuerpo, incluyendo la salud ósea, el sistema inmunológico y la regulación de la inflamación. Si tu nivel de vitamina D es adecuado, tendrás también menor incidencia de enfermedades cardiovasculares, ciertos tipos de cáncer y trastornos metabólicos como la diabetes tipo 2.

A FONDO: UNA FÁBRICA NATURAL DE VITAMINA D

¿Cómo es posible que tomar el sol afecte tanto a nuestra salud? Ocurre así porque la exposición a la radiación UVB de los rayos solares activa una sustancia de la piel que comienza el proceso de producción natural de la vitamina D. Aunque el hígado y los riñones también desempeñan un papel fundamental en el proceso, todo empieza con algo tan sencillo como la luz del sol tocando la piel.

La luz solar también regula los ritmos circadianos, un proceso clave en la sincronización de funciones biológicas básicas como el sueño, la producción hormonal y el metabolismo. En pocas palabras, ellos son la razón de que nos despertemos con energía por la mañana y nos acostemos por la noche con ganas de dormir. A veces, estos ritmos se desajustan ligeramente, pero la luz solar de la mañana los reorienta al ayudar a reforzar el reloj biológico interno. Cuando este funciona correctamente, descansamos mejor y sentimos una mayor estabilidad emocional.

¿Qué pasa cuando no te expones a la luz del sol? No es ninguna tontería: las personas que evitan la luz solar de manera extrema pueden correr un mayor riesgo de desarrollar condiciones inflamatorias, trastornos del estado de ánimo como la depresión y una menor capacidad de respuesta del sistema inmunológico frente a infecciones.

Por supuesto, **esto no significa que debas exponerte al sol sin protección durante largos períodos de tiempo**. El equilibrio siempre es la clave: la exposición solar en dosis adecuadas —entre 15 y 30 minutos al día en horarios seguros— podría ofrecer beneficios importantes sin aumentar significativamente el riesgo de cáncer de piel. Y no, los efectos positivos de la luz solar no serán reemplazados por completo por suplementos de vitamina D, ya que la exposición solar también influye en otros procesos biológicos clave.

Los espacios verdes

¿Alguna vez has escuchado que en la vida no todo es blanco y negro? Esa frase tiene mucha razón y no solo por lo que piensas. **Los espacios verdes y azules, donde hay vegetación y agua, ejercen un papel clave en nuestro bienestar físico y mental.** Estar o vivir cerca de parques, bosques, ríos, lagos y costas podría ser determinante para la calidad de vida y la prevención de enfermedades.

Desde una perspectiva molecular y bioquímica, los espacios naturales influyen en la activación de genes relacionados con la reducción de la inflamación. La Organización Mundial de la Salud (OMS) destaca que la exposición frecuente a entornos naturales consigue modular la expresión de genes que regulan el sistema inmunológico, lo que provoca que se activen menos procesos inflamatorios crónicos vinculados a enfermedades cardiovasculares, metabólicas y neurodegenerativas.

Por ejemplo, caminar por el bosque, sentarse frente al mar o escuchar el sonido del agua tanto como se pueda nos ayudará a:

- Disminuir la producción de cortisol y, por tanto, de nuestros niveles de estrés.
- Activar mecanismos de relajación en el sistema nervioso.
- Reducir nuestros niveles de ansiedad.
- Evitar la depresión.
- Dar un empujoncito a nuestra regeneración molecular.
- Reducir las probabilidades de desarrollar diabetes tipo 2, hipertensión o ciertos tipos de cáncer.
- Mejorar nuestro equilibrio hormonal.

DE LA CIENCIA **A LA PRÁCTICA**

No te preocupes si no vives en plena naturaleza: todos estos consejos también son útiles para ti. Todas las ciudades disponen de parques y otros espacios verdes en los que caminar y en muchos hay fuentes o lagunas frente a las que sentarte y relajarte. Puedes aprovechar los fines de semana para hacer excursiones a la naturaleza y, mientras tanto, dedicar un rato de tus días laborables a pasear por estos espacios. Incluso desde casa, una tarde lluviosa se convertirá en un momento de desconexión si te sientas junto a la ventana y disfrutas del momento.

Los beneficios de la naturaleza no se quedan aquí. También tienen un impacto positivo en la salud cognitiva, ya que **los entornos naturales estimulan funciones cerebrales como la memoria, la creatividad y la concentración**. Los niños que crecen con acceso a parques y áreas naturales tienen un mejor desarrollo en este ámbito y mayores habilidades sociales, mientras que, en los adultos y personas mayores, estos espacios pueden ralentizar el deterioro cognitivo y reducir el riesgo de enfermedades neurodegenerativas como el alzhéimer. Ahora entenderás por qué ha habido tantos artistas en la historia que han tratado de encontrar la inspiración aislándose en la naturaleza.

EN POCAS PALABRAS...

RECUERDA:

1) Tu entorno no es neutro, influye en tu salud: el lugar donde vives, el aire que respiras y los productos que usas podrían activar o desactivar genes clave para la inflamación, el metabolismo y el sistema inmunitario.

2) La naturaleza es tu aliada: pasar tiempo en espacios verdes reduce el estrés y la inflamación, al activar genes relacionados con la relajación y el bienestar. La luz solar también mejora tu ritmo interno y disminuye el riesgo de diversas enfermedades.

3) No todo el daño es inmediato, pero se acumula: aunque los tóxicos ambientales no generen efectos visibles de inmediato, con el tiempo logran alterar tu biología y predisponerte a enfermedades.

4) No se trata de evitarlo todo, sino de gestionar mejor: no es posible eliminar todos los tóxicos, pero sí minimizar su impacto con pequeños cambios que, a largo plazo, protegerán tu salud.

4

HÁBITOS PODEROSOS PARA TRANSFORMAR TU ADN

Como has ido viendo durante los capítulos anteriores, tus hábitos pueden cambiar la expresión de tus genes y convertirte en el dueño de tu destino. Sabiendo esto, seguro que te estás preguntando: ¿qué hábitos debo incorporar en mi día a día? En este capítulo vamos a conocer en profundidad algunos de ellos.

Los estudios más recientes han confirmado que hay factores como el sueño, el ejercicio y la meditación que favorecen modular la metilación del ADN así como la actividad de los genes responsables de la inflamación, el envejecimiento y la salud mental.

Un cuerpo bien descansado, en movimiento y en calma es un cuerpo que reprograma su biología hacia la resiliencia y la vitalidad.

Dormir bien: el reloj biológico como aliado

¿Por qué dormimos de noche? ¿Y por qué te despiertas por la mañana descansado —si todo va bien— y llegas a la cama con sueño? El cuerpo humano está diseñado para funcionar en ciclos, y uno de los más importantes es el ritmo circadiano, un reloj biológico interno que regula cómo descansamos y mucho más. Además del sueño y la vigilia, interviene en procesos clave como la secreción hormonal, la temperatura corporal, la digestión y, lo que es más sorprendente, la expresión de nuestros genes. Este reloj está sincronizado principalmente con los cambios de luz y oscuridad a lo largo del día y, por eso, nuestra fisiología se ajusta en función de la hora.

Sin embargo, cuando este sistema se desajusta por malos hábitos, horarios irregulares o el uso excesivo de pantallas, las consecuencias se perciben de inmediato. Seguro que conoces a gente que no parece la misma cuando no ha dormido bien, o quizá incluso te pase a ti. Pues, aunque parezca una exageración, tienes toda la razón. Al alterar los ritmos circadianos, dejamos de ser nosotros, anímica y biológicamente.

Cuando esto sucede, nuestra energía y bienestar disminuyen, pero también, a nivel molecular, se altera la forma en que nuestros genes se activan o silencian. De hecho, uno de los descubrimientos más reveladores de los últimos años es que la falta de sueño es capaz de cambiar la expresión de cientos de genes en muy poco tiempo, como si se despertase un Mr. Hyde biológico decidido a llevar nuestro cuerpo hacia el lado oscuro. Un estudio publicado en *Proceedings of the National Academy of Sciences* (*PNAS*) descubrió que una sola semana de sueño insuficiente altera la expresión de más de 700 genes, muchos de ellos relacionados con la inflamación, el sistema inmunitario y la capacidad de reparación celular. Esto significa que, además del cansancio, dormir mal activa respuestas biológicas capaces de acelerar el envejecimiento, aumentar el riesgo de enfermedades y dañar la función cognitiva. Además, otro estudio en la revista *Sleep* reveló que la privación crónica del sueño altera la metilación del ADN en genes circadianos, lo que explica por qué quienes duermen mal de manera habitual tienen un mayor riesgo de obesidad, diabetes tipo 2, enfermedades cardiovasculares e incluso trastornos neurodegenerativos como el alzhéimer.

Entonces, ¿cómo podemos asegurarnos de que el sueño juegue a nuestro favor en lugar de convertirse en un factor de riesgo? ¿Cómo enterramos a Mr. Hyde y volvemos a nuestro verdadero yo? **La clave está en respetar nuestro reloj biológico y aplicar estrategias que optimicen la calidad del descanso nocturno.**

DE LA CIENCIA **A LA PRÁCTICA**

El primer paso para tomar el control de tu sueño es mantener horarios regulares. El cuerpo humano funciona mejor cuando se duerme y se despierta a la misma hora todos los días, incluso los fines de semana. Evita alterar este ritmo acostándote a deshora entre semana o levantándote muy tarde en vacaciones. No trates de recuperar el sueño el fin de semana o generarás lo que los científicos llaman *jet lag social*, una desincronización entre tu reloj biológico interno y el ritmo de las actividades diarias.

El sueño y la insulina también están muy relacionados. Un estudio publicado en *Journal of Clinical Endocrinology & Metabolism* demostró que una sola noche de sueño reducido logra disminuir la sensibilidad a la insulina entre un 19 % y un 25 %, lo que desencadena unos niveles elevados de glucosa en sangre. Esta resistencia es un factor de riesgo significativo para el desarrollo de diabetes tipo 2 y otras enfermedades metabólicas, y, gracias al estudio, sabemos que puede aparecer incluso con alteraciones menores en la duración del sueño. Si eres un trabajador por turnos, conviene que cuides especialmente tu descanso: una revisión sistemática publicada en la *Revista Científica de Salud BIOSANA* concluyó que las alteraciones del sueño, sobre todo en trabajadores nocturnos, están asociadas con un aumento del riesgo de desarrollar diabetes tipo 2.

La luz

Otro factor clave en la regulación del ritmo circadiano y la calidad del sueño es la exposición a la luz natural, en especial a la luz solar en las primeras horas del día. La luz matutina desempeña un papel esencial en la producción de serotonina, un neurotransmisor asociado con el bienestar y la regulación del estado de ánimo. Así, cuando recibimos suficiente luz natural temprano en el día, enviamos una señal a nuestro cerebro para que sepa que es momento de estar alerta y activos, lo que ayuda a reforzar un ciclo circadiano saludable.

La luz del sol actúa como un sincronizador biológico que alinea nuestro reloj interno con el ciclo natural del día y la noche.

En contraste, la falta de exposición a la luz solar durante el día disminuye la producción de serotonina y también puede afectar a la producción de melatonina, la hormona responsable de inducir el sueño por la noche. Ocurre así porque la serotonina que se activa con el sol por la mañana también es precursora de la melatonina: sin que exista una, no se activa la otra. Esto explica por qué las personas que trabajan en interiores con poca luz natural tienen una mayor incidencia de trastornos del sueño, fatiga y alteraciones en el estado de ánimo, en comparación con aquellas que pasan más tiempo al aire libre.

Para contrarrestar estos efectos y optimizar el sueño, **siempre recomiendo a mis pacientes que se expongan a la luz natural de la mañana durante al menos 20-30 minutos**, ya sea dando un paseo al aire libre o, simplemente, abriendo las cortinas y permitiendo la entrada de luz solar en casa. También es aconsejable reducir la exposición a pantallas al menos una hora antes de dormir y, si es necesario, utilizar filtros de luz azul o aplicaciones que ajusten el espectro de luz de los dispositivos.

La alimentación

Como no podía ser de otra forma, la alimentación también desempeña un papel importante en la regulación del sueño. Y no, no estoy hablando solo de intentar dormir a pierna suelta después de cenar un cubo de alitas de pollo fritas. Una dieta rica en fibra y baja en grasas saturadas favorece un descanso más profundo y reparador, mientras que un alto consumo de ultraprocesados y azúcares añadidos se asocia con una menor calidad del sueño. Además, cenar tarde, sobre todo si son comidas pesadas o ricas en carbohidratos refinados, podría desajustar el ritmo circadiano a largo plazo, alterar la regulación metabólica y llevar al aumento de peso y la resistencia a la insulina.

DE LA CIENCIA **A LA PRÁCTICA**

Aquí tienes tres trucos infalibles para que tu forma de cenar se convierta en el mejor camino para dormir a pierna suelta. Cena unas dos o tres horas antes de dormir, elige opciones ligeras, que te sacien sin llenarte, y busca recetas ricas en proteínas o grasas saludables en lugar de carbohidratos procesados. Así evitarás picos de glucosa y tendrás un descanso nocturno estable y reparador.

El ambiente

El entorno en el que duermes tiene un papel clave en la calidad del descanso, y hacer pequeños ajustes en la habitación puede marcar una gran diferencia en cómo te sientes al despertar. ¿Alguna vez te has despertado acalorado a mitad de la noche y te ha costado volver a dormirte? Ocurre porque, durante la noche, el cuerpo reduce su temperatura de manera natural para facilitar el sueño profundo. Sin embargo, si la habitación está demasiado cálida, este proceso se ve interrumpido, lo que provocaría que nos despertemos o que no logremos alcanzar un descanso realmente reparador. **Mantener la temperatura entre 18 y 20 °C ayuda a que el cuerpo entre en un estado de relajación óptimo y alcance un sueño más profundo y continuo.**

¿Qué más es útil hacer? Para conseguir un descanso completo, ventila la habitación antes de acostarte, utiliza ropa de cama transpirable y evita mantas o pijamas demasiado gruesos que puedan sobrecalentar el cuerpo.

Tu rutina nocturna

De nada te servirá un ambiente perfecto en tu dormitorio si no cuidas lo que haces antes de dormir. Para aprovechar al máximo el descanso nocturno, hay que desterrar el estrés, que puede interferir en las funciones reparadoras del sueño. **Incorporar hábitos relajantes antes de acostarse marcará la diferencia.** Tómate unos minutos para realizar respiraciones profundas, practica una breve meditación o date una ducha caliente para reducir la tensión acumulada y preparar el cuerpo para una transición más suave hacia el sueño.

A FONDO: UNA RACIÓN NOCTURNA DE REPARACIÓN

Durante la fase de sueño profundo y REM, el cerebro lleva a cabo funciones esenciales como la consolidación de la memoria, la eliminación de toxinas acumuladas durante el día y la activación de procesos de reparación celular. ¡Es como una sesión de spa para el organismo! Sin embargo, los niveles de cortisol asociados al estrés suponen un obstáculo y suelen interrumpir los procesos biológicos de estos tratamientos reparadores. Por eso es tan importante dejar el estrés fuera del dormitorio y centrarnos en descansar de la actividad del día.

Ahora ya sabes por qué dormir bien es mucho más que un simple descanso; se trata de una herramienta poderosa para optimizar nuestra salud y bienestar. Respetar el ritmo circadiano, mejorar la calidad del sueño con hábitos sencillos y crear un entorno adecuado nos permite regular mejor la energía, el metabolismo y la reparación celular. No se trata solo de cuántas horas dormimos, sino de cómo cuidamos nuestro descanso para que el cuerpo y la mente funcionen de la mejor manera posible.

Priorizar el sueño es invertir en longevidad, claridad mental y equilibrio hormonal, tres factores clave para una vida más saludable y plena.

Movimiento que sana: ejercicio y reprogramación epigenética

Durante años se pensó que la actividad física solo influía en la salud cardiovascular, metabólica y muscular, pero hoy sabemos que su impacto va mucho más allá. Cada vez que nos movemos, activamos procesos biológicos que modifican la forma en que nuestros genes se expresan: literalmente reprogramamos nuestro ADN para potenciar nuestra longevidad y salud. Con una sola sesión de ejercicio, ya podemos visualizar cambios epigenéticos y con actividad física frecuente potenciamos estos efectos de manera acumulativa. Que el movimiento es salud es una de las verdades más indiscutibles que existen.

No obstante, debes saber que no todos los ejercicios generan el mismo impacto a nivel biológico. Aunque todo ayuda, **existen tipos específicos de entrenamiento que optimizan la expresión génica y fortalecen el organismo desde su núcleo celular**.

A continuación, veremos cada uno de ellos para que lo entiendas mejor y lo apliques en tu día a día.

HIIT

El entrenamiento por intervalos de alta intensidad (HIIT) es una de las formas más eficaces de activar los genes de longevidad. Como seguro que te has imaginado, este tipo de ejercicio combina cortos periodos de esfuerzo máximo con intervalos de recuperación. Quizá no tenga el nombre más misterioso del mundo, pero te aseguro que posee otras bondades que harán que quieras practicarlo siempre que puedas.

A nivel celular, este tipo de ejercicio activa una enzima clave en la regulación del metabolismo y la longevidad: la AMPK, que, entre otras cosas, moviliza la grasa como fuente de combustible y mejora la sensibilidad a la insulina, por lo que regula los niveles de glucosa en sangre. Pero quizá lo más interesante del HIIT es su capacidad para activar las sirtuinas, un grupo de proteínas relacionadas con la reparación celular y la longevidad. En particular, la SIRT1 y la SIRT3 potencian la función mitocondrial y reducen la inflamación. Esto significa que, además de mejorar la resistencia y la fuerza, el HIIT influye en la expresión de genes que nos protegen del envejecimiento y enfermedades metabólicas.

A FONDO: RECARGANDO LA BATERÍA ENERGÉTICA

La AMPK funciona como un sensor energético dentro de las células capaz de detectar los niveles de energía disponibles y ajustar la respuesta del cuerpo para optimizar su uso. Cuando hacemos HIIT, el cuerpo necesita mucha energía (es decir, adenosin trifosfato o ATP) rápidamente y gasta las reservas. Como respuesta, al detectar esta disminución activa la enzima AMPK, que pone en marcha procesos para generar más energía y mejorar el metabolismo. El impacto de este proceso no se limita al gasto calórico o la mejora del rendimiento aeróbico, sino que la activación de AMPK estimula la biogénesis mitocondrial, es decir, la producción de nuevas mitocondrias, que son las fábricas de energía responsables de producir ATP.

Para obtener beneficios sin sobrecargar el sistema, incluye en tu semana dos o tres sesiones de HIIT. Si las combinas con entrenamiento de fuerza y cardio moderado, puedes añadir una cuarta sesión ocasionalmente. Un ejemplo básico ideal para personas que salen a correr o van en bicicleta es el HIIT clásico con esprints, que también es posible realizarlo en bicicleta estática o remo con la misma estructura de esfuerzo-descanso:

- Hacer un esprint de 30 segundos (corriendo al 90-100 % de tu capacidad).
- Caminar o trotar suavemente durante 60-90 segundos.
- Repetir 6-8 veces.

Duración total: 15-20 minutos.

Si te gusta más trabajar con tu peso corporal, haz un ciclo de 4 ejercicios como los que te indico abajo, con 45 segundos de esfuerzo más 15 segundos de descanso y repetir 3-5 rondas:

1. *Jump squats* (sentadillas con salto explosivo).
2. *Burpees* (con o sin flexión).
3. *Mountain climbers* (rodillas hacia el pecho en posición de plancha).
4. *Jump lunges* (zancadas con salto).

Los principiantes pueden sustituir los saltos por movimientos controlados sin impacto. Este tipo de ejercicios te dejará con la lengua fuera, pero la sensación posterior merecerá la pena.

Fuerza

Realizar entrenamientos de fuerza es imprescindible para mantener la masa muscular a lo largo de la vida, una de las claves para la longevidad y el bienestar general. Con el paso de los años, el cuerpo experimenta una pérdida progresiva de músculo conocida como *sarcopenia*, lo que comportaría una movilidad más limitada, un mayor riesgo de caídas y una menor capacidad de recuperación del organismo. Además, la pérdida de masa muscular está vinculada con un mayor riesgo de enfermedades metabólicas, como la resistencia a la insulina y la osteoporosis.

El entrenamiento de fuerza es una de las formas más efectivas de contrarrestar la pérdida de masa muscular y optimizar la salud metabólica.

Al someter los músculos a una carga progresiva, se estimula la síntesis de proteínas musculares, un proceso fundamental para el mantenimiento y crecimiento del tejido muscular. Además, el aumento de la masa muscular mejora la sensibilidad a la insulina, lo que también ayuda a regular los niveles de glucosa en sangre y reduce el riesgo de enfermedades crónicas. Pero los beneficios no se quedan ahí: el entrenamiento con pesas mejora el fortalecimiento óseo, debido a que estimula la formación de hueso nuevo, y ello ayuda a prevenir la osteoporosis y reducir el riesgo de fracturas.

Asimismo, este tipo de ejercicios mejoran la postura, la estabilidad y la capacidad funcional, lo que nos permite mantener una vida activa durante más años. Para obtener los mayores beneficios del entrenamiento de fuerza, es fundamental realizar el entrenamiento con un preparador personal, al menos al inicio, y progresar en la carga con el tiempo. Aumentar el peso, la cantidad de repeticiones o la intensidad de los ejercicios ayuda a que los músculos no se estanquen y sigan adaptándose, con lo que maximizamos la ganancia de fuerza y masa muscular.

Pequeños cambios, grandes beneficios

¿Pasas muchas horas sentado? ¿Entrenas varias veces a la semana, pero no te mueves durante el resto del tiempo? El cuerpo humano está diseñado para moverse, no para permanecer horas frente a una pantalla o en un sofá. **Aunque el ejercicio**

estructurado es fundamental, lo que marca la diferencia a largo plazo es la actividad física diaria y la reducción del sedentarismo. Incluso en personas que entrenan con regularidad, estar muchas horas sin moverse podría anular muchos de los beneficios del ejercicio y empeorar la circulación, el metabolismo y la salud muscular.

Estar sentado más de seis horas al día reduce la capacidad del cuerpo para metabolizar grasas y glucosa, aumenta la inflamación y disminuye la activación de genes relacionados con la salud cardiovascular.

Entonces ¿cuál es la solución? **Hay que encontrar maneras de mantenerse en movimiento a lo largo del día.** Recuerda que las pequeñas acciones suman grandes beneficios, y lo mejor es que no requieren equipación deportiva ni una gran inversión de tiempo. Que quede claro: no se trata de convertir la vida en una sesión de zumba permanente, sino de incorporar el movimiento como parte natural del día.

Cómo incorporar hábitos de movimiento en tu rutina:

- Camina al menos 10.000 pasos al día: no hace falta hacerlo de una sola vez, puedes caminar después de cada comida, usar rutas más largas en tu rutina diaria y dar pequeños paseos para evitar permanecer demasiado tiempo sentado.

- Sube escaleras en lugar de usar el ascensor: un hábito sencillo que fortalece las piernas y mejora la capacidad cardiovascular.
- Haz pausas activas cada 30 o 45 minutos: si trabajas sentado, levántate, estira los músculos, camina un poco o haz movimientos articulares durante al menos 2 minutos.
- Incorpora más movimiento en el día a día: ve al trabajo en bicicleta en lugar de en coche, juega con tus hijos, camina mientras hablas por teléfono o pon música y baila en casa. Tus músculos lo agradecerán.

La temperatura: la eterna olvidada

En diciembre de 2024, el futbolista del Atlético de Madrid Marcos Llorente compartió en sus redes sociales un vídeo que rápidamente se volvió viral. En él se le veía paseando a sus perros sin camiseta y en pantalón corto a una temperatura de 0 grados. Llorente explicó que esta práctica formaba parte de su rutina diaria de exposición al frío y mencionó algunos de sus beneficios, como el aumento de la melatonina, una hormona antioxidante que interviene en procesos celulares esenciales. La publicación generó una amplia polémica en las redes sociales y medios de comunicación, y hubo quien se echó las manos a la cabeza. ¿Cómo iba a ser bueno exponerse al frío sin la protección adecuada? ¡Que alguien le eche una rebequita por encima! Sin embargo, Llorente tenía toda la razón. Pasamos el tiempo en espacios climatizados, con calefacción en invierno y aire acondicionado en verano, y eso evita que nuestro organismo active sus mecanismos naturales de adaptación.

Estamos más preparados de lo que pensamos para resistir el frío y el calor, y, de hecho, exponerse a estas temperaturas tiene beneficios para nuestro cuerpo.

En contra de lo que pueda parecer, el frío y el calor no tienen por qué ser perjudiciales para nosotros. Exponerse a ellos de manera controlada genera un tipo de estrés positivo conocido como *hormesis*, que fortalece las células y activa genes de supervivencia.

El frío

Lo primero que debes saber es que el frío, más que una incomodidad, es un estímulo biológico poderoso que te ayudará a optimizar tu salud y rendimiento. Recuperar la relación natural con el frío nos permite aprovechar sus beneficios metabólicos, energéticos y antiinflamatorios, y hace que nuestro cuerpo se vuelva más eficiente y resiliente ante los desafíos del entorno.

Uno de sus principales efectos es la activación de la grasa parda, un tipo de tejido adiposo que, a diferencia de la grasa blanca que almacena energía, se quema para generar calor. La grasa parda es especialmente abundante en bebés, pero en adultos puede reactivarse con la exposición repetida a bajas temperaturas. Cuando el cuerpo detecta el frío, libera norepinefrina, una hormona que estimula la actividad de esta grasa, aumenta el gasto energético y mejora la termorregulación. Este proceso no solo contribuye a mantener la temperatura corporal, sino que también acelera el metabolismo y favorece la quema de calorías, lo que es útil en el control del peso y de la composición corporal.

Otro de los beneficios clave de la exposición al frío es su impacto en la biogénesis mitocondrial, es decir, la creación de nuevas mitocondrias. Como hemos visto antes, las mitocondrias son las centrales energéticas de las células, responsables de producir ATP, la molécula que el cuerpo utiliza como fuente de energía. **Por eso, cuantas más mitocondrias activas tengas, mejor será tu capacidad para generar energía y resistir el estrés metabólico.** La activación de la grasa parda y la biogénesis mitocondrial están muy relacionadas, ya que las células de la grasa parda contienen una mayor cantidad de mitocondrias en comparación con las células de grasa blanca.

Los efectos del frío no se limitan solo al metabolismo. Diversos estudios han demostrado que la exposición a temperaturas bajas mejora la sensibilidad a la insulina, un factor clave en la regulación de la glucosa en sangre. Cuando lo he tenido que explicar en la consulta, me he encontrado con más de una expresión de desconfianza: ¿en qué mundo posible pasar frío tiene algo que ver con los niveles de glucosa? ¿No estaremos mezclándolo todo sin ton ni son? Hay una explicación. Cuando el cuerpo es sometido al frío, los músculos absorben más glucosa para producir calor. Esta reacción, debida en parte a la activación de AMPK, reduce la cantidad de azúcar en sangre y disminuye el riesgo de desarrollar resistencia a la insulina y diabetes tipo 2.

Otro efecto notable del frío es su capacidad para reducir la inflamación crónica, un problema subyacente en muchas enfermedades modernas, desde trastornos autoinmunes hasta enfermedades cardiovasculares. La exposición al frío disminuye la producción de citoquinas inflamatorias, al tiempo que aumenta la actividad del sistema nervioso parasimpático, que regula la respuesta inflamatoria. Esto explica por qué muchas personas experimentan alivio en dolores musculares y articulares tras la inmersión en agua fría o crioterapia.

DE LA CIENCIA **A LA PRÁCTICA**

Incorporar el frío en la rutina diaria no requiere un cambio drástico en el estilo de vida, porque con pequeñas exposiciones ya se obtienen grandes beneficios. Termina la ducha con agua fría durante 30 a 60 segundos para activar la grasa parda y mejorar la circulación, o haz como Llorente y camina al aire libre en temperaturas frías sin abrigarte en exceso y harás que tu cuerpo se adapte gradualmente y fortalezca su capacidad termorreguladora. Si buscas una exposición más intensa, la inmersión en agua helada o los baños de hielo durante 2-5 minutos pueden potenciar aún más la respuesta adaptativa del organismo.

El calor

Después de ver todos los beneficios que tiene el frío, quizá te estés imaginando que al calor le ha tocado ser la otra cara de la moneda, el villano de esta historia. Me alegra decirte que no: el calor también tiene mucho que ofrecerte, si aprendes a aprovechar sus virtudes.

Al igual que el frío, el calor es un estímulo poderoso que activa respuestas biológicas esenciales para la salud y la longevidad. **Uno de los efectos más interesantes de la exposición al calor es la activación de las proteínas de choque térmico (HSP, del inglés _Heat Shock Proteins_).** Estas proteínas desempeñan un papel crucial en la protección celular, ya que ayudan a estabilizar y reparar otras proteínas que han sido dañadas por el estrés metabólico, la inflamación o el envejecimiento, y se acumulan en las células. Imagina a las HSP como los médicos de atención primaria, que se deben asegurar de que las proteínas defectuosas son reparadas o eliminadas antes de que causen problemas mayores. Este mecanismo de «mantenimiento celular» es particularmente relevante en la prevención

del envejecimiento celular y en la protección contra enfermedades neurodegenerativas como el alzhéimer y el párkinson,
donde la acumulación de proteínas dañadas en el cerebro es
un factor clave.

La exposición regular al calor, ya sea mediante sauna, ejercicio en climas cálidos o baños de agua caliente, puede estimular la producción de HSP y mejorar la capacidad del cuerpo para mantener la salud celular a largo plazo.

Además de su impacto en la reparación celular, el calor posee un efecto positivo sobre la circulación sanguínea. Al aumentar la temperatura corporal, los vasos sanguíneos se dila-
tan en un proceso conocido como *vasodilatación*, lo que
permite un mayor flujo de sangre hacia los músculos, los órganos y la piel. Es la razón, por ejemplo, de que se te pongan las
mejillas rojas y calientes cuando sientes vergüenza. Esto tiene
varios beneficios: mejora el transporte de oxígeno y nutrientes
a los tejidos, facilita la eliminación de toxinas y acelera la recuperación muscular después del ejercicio. Por eso, muchas culturas han utilizado el calor como parte de sus prácticas de recuperación, desde los baños de vapor en la antigua Grecia
hasta las saunas escandinavas.

Tal vez estés pensando en lo difícil que es hacer ejercicio

cuando hace mucho calor. En términos de rendimiento deportivo, debes saber que la exposición al calor puede mejorar la capacidad del cuerpo para tolerar el estrés térmico. Es como una rueda: cuanto más hagas, más avanzarás. Cuando entrenamos en condiciones de calor moderado, el cuerpo se adapta: aumenta la producción de plasma sanguíneo, mejora la capacidad de sudoración y optimiza la regulación de la temperatura. Esto resulta muy útil para atletas que compiten en climas cálidos o en deportes de resistencia, donde la capacidad de disipar el calor marcaría la diferencia en el rendimiento. Y nos enseña una lección importante: **debemos confiar más en todo lo que nuestro cuerpo es capaz de hacer**.

DE LA CIENCIA **A LA PRÁCTICA**

Como con el caso del frío, hay diferentes formas de utiliza la exposición al calor en la rutina diaria. Por ejemplo, incorpora los baños de vapor o la sauna durante 10-20 minutos en tu día a día. Algunos estudios han demostrado que el uso regular de la sauna sirve para aumentar la producción de HSP y reducir el riesgo de enfermedades cardiovasculares. Además, el sudor generado elimina toxinas y metales pesados del cuerpo.

También puedes realizar ejercicio en temperaturas elevadas. Practicar *hot yoga*, entrenar en exteriores en días cálidos o usar más capas de ropa durante el ejercicio puede mejorar la capacidad del cuerpo para adaptarse al calor y optimizar la regulación de la temperatura.

Por último, los baños calientes después del entrenamiento son otra buena opción, ya que, al sumergirnos en agua caliente durante 15 o 20 minutos, mejoramos la circulación, reducimos la rigidez muscular y potenciamos la recuperación después de sesiones intensas de ejercicio.

El calor, al igual que el frío, es un estímulo que hemos desterrado de la vida moderna. **Sin embargo, cuando se usa de manera controlada, se convierte en una herramienta poderosa para fortalecer el organismo, mejorar la salud metabólica y ralentizar el envejecimiento celular.** No se trata de soportar temperaturas extremas de forma innecesaria, sino de recordar que tu cuerpo está diseñado para adaptarse a los desafíos del entorno y que, al hacerlo, te vuelves más resiliente y eficiente. Confía en él y déjale demostrarte todo lo que es capaz de hacer.

Mindfulness y meditación: activando genes de resiliencia

Me gustaría terminar este capítulo hablando de la importancia de mantener un equilibrio en nuestro estado de ánimo. Frente al malestar emocional, muchas veces tendemos a acudir a la solución de los fármacos porque pensamos que es lo más fácil: tomamos una pastilla y que haga el trabajo por nosotros. Sin embargo, esta estrategia nos desconecta del problema real. **En lugar de preguntarnos por las causas, las escondemos tras una solución rápida.** Si bien en algunos casos los fármacos son necesarios, en muchos otros nos falta aprender a gestionar nuestras emociones, entrenar nuestra mente y desarrollar herramientas que nos permitan responder mejor a los desafíos de la vida.

Tu mente, al igual que tu cuerpo, necesita entrenamiento y cuidado constante.

No puedes esperar sentirte en paz si vives en un estado de tensión permanente, sin dedicar tiempo a frenar, observar y reconectar contigo mismo. Así como ejercitamos nuestros músculos para mantenernos fuertes, podemos trabajar la atención, la calma y la claridad mental para gestionar el estrés de manera más eficiente. Aquí es donde el *mindfulness*, la meditación y otras prácticas de regulación mental se convierten en herramientas fundamentales.

- **Mindfulness.** Significa 'atención plena' y nos entrena para estar presentes en el momento, en lugar de quedar atrapados en pensamientos del pasado o preocupaciones sobre el futuro. Practicarlo reduce la activación del sistema de alerta del cerebro y permite que el sistema nervioso se recupere del estrés.
- **Meditación guiada**. Consiste en escuchar audios con instrucciones que nos ayuden a relajar la mente y enfocar la atención. Pueden tratar sobre respiración, relaja-

ción muscular o incluso visualización de escenarios positivos.

- **Escritura reflexiva.** Tomar unos minutos al día para escribir lo que sentimos, sin filtros, es un ejercicio muy beneficioso. Nos permite liberar pensamientos repetitivos y observar con mayor claridad nuestras emociones.
- **Exposición controlada al estrés.** Podemos practicarlo con técnicas que nos saquen de nuestra zona de confort de manera segura, como la exposición al frío o la respiración Wim Hof. Esta técnica combina la hiperventilación controlada, la retención de la respiración y la exposición al frío, y entrena la mente para manejar el malestar sin entrar en pánico.
- **Ejercicio físico consciente.** No se trata solo de entrenar el cuerpo, sino de conectar con el movimiento. El yoga, el taichí o incluso caminar en silencio prestando atención a cada paso son formas efectivas de calmar la mente.
- **Técnicas de reestructuración cognitiva.** Consisten en identificar pensamientos negativos y cuestionar su validez, en lugar de asumirlos como verdades absolutas.

Más allá de los efectos psicológicos, este tipo de prácticas tienen un impacto físico y biológico profundo en el cuerpo. Como ya hemos visto antes, la mente y el cuerpo no funcionan de manera aislada, por lo que cada emoción, pensamiento o estado de ánimo genera respuestas bioquímicas que influyen en tu salud a nivel celular.

El efecto biológico de la meditación

¿Cómo podemos saber que las técnicas anteriores contribuyen al bienestar físico? Tienes mucha razón al querer saberlo y me alegra poder decirte que este tipo de técnicas han sido científicamente probadas. **Uno de los mecanismos más evidentes es la relación entre la meditación y la reducción del cortisol, la hormona del estrés.** Cuando nos encontramos bajo tensión constante, nuestro cuerpo entra en un estado de alerta crónica y mantiene una producción elevada de cortisol. Si bien esta respuesta es útil en momentos de peligro real, si se vuelve persistente puede afectar negativamente el sistema inmunológico, aumentar la inflamación y contribuir a enfermedades metabólicas. Gracias a varios estudios, se ha demostrado la práctica regular de meditación, *mindfulness* y respiración profunda es capaz de disminuir los niveles de cortisol en sangre, lo que permite que el cuerpo se recupere del estrés y regrese a un estado de equilibrio.

Además, estas prácticas han demostrado tener efectos positivos en la producción y regulación de neurotransmisores. **La serotonina y la dopamina, dos sustancias químicas clave en la regulación del estado de ánimo, aumentan con la meditación y otras técnicas de relajación.** Si te sientes más tranquilo y feliz después de practicarlas es porque la serotonina es conocida como el neurotransmisor de la felicidad, ya que contribuye a la sensación de bienestar y calma, mientras que la dopamina está relacionada con la motivación, el placer y la recompensa.

El equilibrio químico entre estas hormonas es fundamental para evitar estados prolongados de ansiedad o depresión.

DE LA CIENCIA **A LA PRÁCTICA**

Un ejercicio simple para disfrutar de las consecuencias químicas de la meditación y el *mindfulness* es la respiración consciente. Simplemente, enfócate en la inhalación y la exhalación, observando el flujo de aire sin intentar cambiarlo. Haz esto durante 5 a 10 minutos al día y generarás una sensación de calma y claridad mental que te parecerá pura magia.

Otro efecto biológico importante es la activación del sistema nervioso parasimpático a través de la respiración profunda y la relajación consciente. Nuestro sistema nervioso autónomo se divide en dos ramas principales: el simpático, que activa la respuesta de lucha o huida, y el parasimpático, que promueve la recuperación y la relajación. En el mundo moderno, muchas personas viven con un predominio del sistema simpático, lo que significa que su cuerpo se encuentra en un estado de alerta casi constante. Practicar ejercicios de meditación, como son el *mindfulness*, respirar de manera consciente y realizar ejercicios de relajación, desencadena una respuesta parasimpática que reduce la frecuencia cardiaca, la presión arterial y la tensión muscular.

Por esta razón, cada vez que dedicas unos minutos al día a entrenar la mente —ya sea mediante la meditación, la respiración consciente o cualquier otra técnica de regulación emocional— optimizas tu biología. De esta forma, se logra responder mejor al estrés, favorecer la salud mental y fortalecer la resiliencia.

No se trata de eliminar el estrés por completo, porque la vida siempre tendrá momentos de incertidumbre y desafío, sino de cambiar tu respuesta para que su impacto en tu cuerpo y tu mente sea menos dañino.

El trabajo con la mente es muy importante. No podemos relegarlo a una pastilla o esperar que las circunstancias externas cambien por sí solas. La verdadera transformación ocurre cuando tomas la decisión de fortalecer tu mente y aprender a gestionar las emociones desde dentro, en lugar de depender de factores externos para sentirte en equilibrio.

EN POCAS PALABRAS...

RECUERDA:

1) Trabaja tu mente como haces con los músculos en el gimnasio: entrénala a diario para fortalecer la concentración, la resiliencia y la regulación emocional.

2) Respetar tu reloj biológico es clave: un sueño irregular altera la expresión de los genes y aumenta el riesgo de enfermedades metabólicas y neurodegenerativas.

3) El movimiento es medicina epigenética: el ejercicio regular reprograma tu biología, fortalece la función mitocondrial y activa genes de resiliencia.

4) El estrés sostenido envejece tus células, pero la meditación y el *mindfulness* serán tus armas para regular la inflamación y proteger tu ADN.

5) El frío y el calor son aliados de tu salud: la exposición controlada a temperaturas extremas activa genes de adaptación y longevidad.

5

NUTRICIÓN INTELIGENTE CONTRA LA INFLAMACIÓN

Vivimos en una era en la que la comida está siempre al alcance de la mano. Con los supermercados abiertos 24 horas y las aplicaciones de comida a domicilio, tenemos la posibilidad de ingerir calorías sin esfuerzo, sin cazar ni recolectar, como lo hacían nuestros ancestros. Si sentimos hambre —o creemos sentirla—, basta con hacer un par de clics en el móvil y al cabo de unos minutos tendremos un plato listo en nuestra mesa. Nunca dejamos de comer, y eso es un problema.

Durante años, nuestro cuerpo evolucionó en unas condiciones muy distintas: épocas de abundancia alternaban con periodos de escasez, y esta variabilidad obligó al organismo a desarrollar estrategias para adaptarse y sobrevivir. En ausencia de alimentos, el cuerpo activaba mecanismos de conservación que priorizaban la eficiencia energética, la reparación celular y la regeneración de tejidos. En la actualidad esta alternancia ha desaparecido. Comemos constantemente, con refrigerios entre comidas, bebidas calóricas y productos diseñados para mantenernos en un estado de alimentación perpetua.

El acceso ilimitado a los alimentos ha traído consigo un problema silencioso: comemos mucho y con demasiada frecuencia, y no damos a nuestro cuerpo la oportunidad de activar sus mecanismos de regeneración.

Ya no pasamos suficientes horas en estado de «descanso metabólico», lo que impide que el organismo realice funciones clave para su mantenimiento. Mientras que la restricción adecuada y la elección de alimentos correctos podrían estimular la reparación celular y la longevidad, el exceso de comida activa rutas metabólicas asociadas al envejecimiento. **Creíamos que no tener que pelear por la comida nos haría vivir más, pero está provocando que vivamos peor.**

A FONDO: EL COMPLEJO MUNDO DE LOS ALIMENTOS Y LA SALUD

La nutrición no es solo una cuestión de calorías, proteínas, grasas o carbohidratos. Cada alimento que consumimos envía señales bioquímicas a nuestras células y activa o desactiva genes que influyen en nuestra salud. La comida es información para nuestro cuerpo: puede indicarle que repare daños, que optimice su metabolismo o, por el contrario, que acumule grasa, dispare la inflamación o acelere el envejecimiento.

¿Y si te dijera que en tu nevera podría haber todo un botiquín epigenético? Los alimentos que elegimos consumir cada día poseen la capacidad de modificar la expresión de los genes responsables del envejecimiento, la inflamación, la reparación celular y la longevidad. Lo que comemos puede promover la salud y la vitalidad o, por el contrario, acelerar el desgaste celular y el desarrollo de enfermedades. Cada bocado es un mensaje que le damos a nuestro cuerpo. La pregunta es ¿qué quieres decirle?

Ayuno intermitente: la solución al exceso de energía y la activación constante de la insulina

Uno de los efectos más perjudiciales del acceso ilimitado a la comida es la activación constante de la insulina, una hormona clave en la regulación del metabolismo. Cada vez que comemos, sobre todo si son alimentos ricos en carbohidratos refinados y azúcares añadidos, el páncreas libera insulina para transportar la glucosa a las células y mantener el equilibrio energético. Esto es completamente normal y necesario: en condiciones normales, la insulina sube después de una comida y vuelve a niveles bajos cuando el cuerpo ha utilizado la glucosa de manera eficiente. Sin embargo, cuando comemos con demasiada frecuencia o consumimos alimentos ultraprocesados de forma habitual, la insulina permanece elevada durante largos periodos y el cuerpo nunca entra en un estado de descanso metabólico. **El problema no es la insulina en sí, sino su exceso y persistencia.**

Cuando el cuerpo se acostumbra a esta sobrecarga, las células pierden sensibilidad a dicha hormona y se vuelven resistentes a ella. Como resultado, el cuerpo entra en un círculo vicioso. Los niveles elevados de insulina favorecen el almacenamiento de grasa en lugar de su uso como fuente de energía, lo que significa que, aunque haya reservas suficientes, el cuerpo sigue dependiendo de la glucosa y genera más hambre y antojos. El mensaje que le enviamos es que no gaste esas reservas y, como respuesta, nos pide que comamos más.

Además, este estado favorece la inflamación crónica, lo que, como ya sabemos, aumenta el riesgo de enfermedades metabólicas como la obesidad, la diabetes tipo 2 y problemas cardiovasculares. Otro punto clave es que la insulina elevada bloquea un proceso fundamental para la regeneración celular llamado *autofagia*, un mecanismo que permite a las células eliminar componentes dañados y repararse. Si la insulina está siempre alta, la autofagia se mantiene inactiva. Y, sin regeneración, tenemos más envejecimiento celular y acumulación de daños en el organismo.

Aquí es donde el ayuno intermitente se convierte en una estrategia clave. ¿Alguna vez has intentado concentrarte en tu trabajo, pero las llamadas o la gente que venía a hablarte te lo han impedido? Esto es algo parecido. No se trata de dejar de comer ni de pasar hambre, sino de dar al cuerpo el tiempo suficiente para que se concentre en hacer su trabajo sin interrupciones metabólicas. Permitirle colgar el cartelito de «ocupado» y no molestarle hasta que haya terminado su tarea.

Cuando dejas un margen adecuado entre las comidas o reduces la ventana de alimentación diaria, la insulina desciende, el cuerpo accede a sus reservas de grasa como fuente de energía y se activan mecanismos de regeneración celular.

El ayuno intermitente funciona como un interruptor biológico: mientras comemos, el cuerpo se centra en la digestión y el almacenamiento de energía; y, cuando ayunamos, activa procesos de limpieza y reparación. **Por eso, romper el ciclo de picos de glucosa e insulina estabiliza el metabolismo y reduce la fatiga y la inflamación.** ¿Quién te iba a decir que comiendo menos tendrías más energía? Sucede porque, en lugar de depender exclusivamente de la glucosa como fuente de energía, el cuerpo aprende a utilizar las grasas de manera más eficiente y logra mayor flexibilidad metabólica.

¿Cómo incorporar el ayuno intermitente en tu rutina?

Para empezar a incorporar el ayuno intermitente de manera sencilla, lo mejor es hacerlo de forma progresiva, extendiendo gradualmente el tiempo entre la cena y la primera comida del día siguiente. Despacito y con buena letra, como decían nuestras abuelas. **La clave está en la flexibilidad y la personalización: hay que adaptarlo a cada estilo de vida para no sentirlo como una obligación.** Algunas personas notan que retrasar el desayuno unas horas es suficiente para apreciar cambios positivos en su energía y en la estabilidad de su apetito, mientras que otras prefieren cenar más temprano y prolongar el ayuno nocturno. La idea no es imponer un horario rígido, sino encontrar un equilibrio que permita mayor claridad mental, una mejor digestión y menos ansiedad por la comida.

DE LA CIENCIA **A LA PRÁCTICA**

Un protocolo fácil de seguir es el 12/12, es decir, dejar 12 horas entre la última comida del día y la primera del día siguiente. Con el tiempo, se puede aumentar a 14 o 16 horas, según la tolerancia de cada persona. Por ejemplo, si cenas a las 8 de la tarde, retrasa el desayuno hasta las 10 de la mañana, y así permitirás que el cuerpo pase 14 horas en ayuno, lo que ya genera beneficios metabólicos sin ser una restricción drástica.

Respetar los ciclos naturales de alimentación y reparación permite que el cuerpo funcione de manera más eficiente y nos ofrece todos los beneficios de los que ya hemos hablado. Comer en los momentos adecuados y darle al cuerpo descansos regulares permite estabilizar los niveles de glucosa y evita la necesidad de estar comiendo constantemente para prevenir bajones de energía.

Gracias al ayuno intermitente, la comida deja de ser una fuente constante de estrés metabólico y se convierte en una herramienta para optimizar la salud. ¡Y para disfrutar!

Un punto clave para aplicar esto en la vida diaria es aprender a identificar el hambre real. Muchas veces comemos por hábito, aburrimiento o estrés, no porque necesitemos energía. No obstante, durante el ayuno, el cuerpo comienza a usar sus reservas de grasa de manera más eficiente, lo que ayuda a mantener la energía estable sin necesidad de ingerir comida con tanta frecuencia. ¿Has notado alguna vez esa claridad mental que llega tras pasar unas horas sin alimento? Cuando la insulina permanece en niveles bajos, el cuerpo utiliza cetonas como fuente de energía alternativa, y nos resulta más fácil enfocarnos en lo que estamos haciendo.

Para que el ayuno intermitente funcione sin que se convierta en un sacrificio, es importante estructurar bien las comidas. **Cuando llega el momento de comer, lo ideal es priorizar alimentos que ayuden a mantener la saciedad por más tiempo, como proteínas, grasas saludables y fibra.** Un error común es romper el ayuno con comidas ricas en carbohidratos simples, que provocan un pico de glucosa seguido de una caída rápida de energía y hambre en poco tiempo. En su lugar, un plato equilibrado con huevos, aguacate, frutos secos o pescado graso aporta los nutrientes necesarios sin generar desajustes en el metabolismo. También es importante mantenerse hidratado con agua, infusiones o café sin azúcar durante el periodo de ayuno. La hidratación no solo ayuda a controlar la sensación de hambre, sino que también favorece la eliminación de toxinas y mejora la claridad mental.

No se trata de vivir midiendo los minutos entre cada comida, sino de adoptar una perspectiva más consciente sobre la alimentación.

En lugar de seguir atrapado en el ciclo de subidas y bajadas de glucosa, puedes aprender a utilizar la comida como una herramienta para optimizar la biología y potenciar la salud a largo plazo.

- Come con intención.
- Respeta los momentos de descanso digestivo.
- Recupera la capacidad de escuchar al cuerpo y responder a sus verdaderas necesidades.
- Deja de depender de horarios impuestos.
- Destierra la creencia errónea de que necesitas comer constantemente para estar sano.

Cuando dejes de ver la comida como algo que debe estar presente cada pocas horas y empieces a utilizarla de manera estratégica, mejorarás tu salud metabólica y ganarás libertad en tu relación con la alimentación.

La alimentación como medicina: dieta antiinflamatoria

Ahora ya sabes que la alimentación no solo proporciona energía, sino que también envía señales a nuestro cuerpo que pueden activar o desactivar procesos relacionados con la longevidad, la regeneración celular y la inflamación. Esto es importantísimo, ya que **en los últimos años se ha descubierto que la inflamación crónica de bajo grado es un factor clave en el desarrollo de enfermedades metabólicas, cardiovasculares y neurodegenerativas**, además de acelerar el envejecimiento celular. Aquí es donde la dieta antiinflamatoria juega un papel fundamental, porque nos sirven priorizar los alimentos que ayudan a reducir la inflamación y mejoran la función metabólica.

Quizá te estés haciendo la pregunta inicial de por qué estamos inflamados. Es una buena cuestión. En nuestra alimentación moderna, el consumo excesivo de azúcares, harinas refinadas y aceites ultraprocesados ha provocado un desequilibrio en el organismo y lo ha llevado a un estado inflamatorio constante. Déjame recordarte —porque es importantísimo— que cada vez que ingerimos alimentos con una alta carga glucémica, como bollería, pan blanco, refrescos o refrigerios procesados, el páncreas libera grandes cantidades de insulina para controlar el azúcar en sangre y, cuando esto sucede varias veces a lo largo del día, el cuerpo entra en un ciclo de inflamación crónica, tiene menos capacidad de reparación celular y aumenta el riesgo de enfermedades. Por eso una estrategia clave dentro de la dieta antiinflamatoria es reducir el consumo de estos alimentos proinflamatorios y reemplazarlos por opciones más equilibradas.

Vamos a ver algunos alimentos perfectos para una dieta antiinflamatoria.

La fruta

Las frutas enteras, especialmente las de alto índice glucémico cómo las frutas tropicales, el plátano maduro, las uvas o las frutas en almíbar, aportan fructosa, pero, al estar acompañadas de fibra, vitaminas y antioxidantes, su impacto en la glucosa sanguínea es mucho más estable que el de los azúcares añadidos presentes en refrescos o bollería industrial. Además, contienen polifenoles, como los que tienen los frutos rojos, un compuesto que posee propiedades antiinflamatorias y ayuda a proteger las células del daño oxidativo.

Tubérculos

Los tubérculos, como la yuca o el boniato, son una excelente alternativa a los carbohidratos refinados, ya que su índice glucémico es más bajo y contienen compuestos beneficiosos como el betacaroteno, que protege la piel y fortalece el sistema inmunológico. A diferencia de las harinas refinadas, que elevan la inflamación, los tubérculos nos proporcionan energía sostenida y nutrientes esenciales sin generar desajustes en la respuesta de la insulina. ¿Y la mejor noticia? Que son alimentos superversátiles y económicos.

Legumbres

Las legumbres, como los garbanzos, las lentejas y las alubias, son otra gran opción dentro de una dieta antiinflamatoria. No solo son una excelente fuente de carbohidratos complejos, sino que también contienen proteínas vegetales y fibra, lo que favorece una digestión más lenta y una liberación gradual de glucosa en sangre. Además, aportan compuestos como los polifenoles y las saponinas, que han demostrado tener efectos protectores contra la inflamación y el envejecimiento celular. El consumo regular de legumbres también contribuye a mejorar la microbiota intestinal, un factor clave en la modulación de la inflamación sistémica. Las legumbres poseen tantas propiedades positivas que se consideran un superalimento, como los que veremos en el próximo capítulo.

Grasas saludables

¿Cómo? ¿Que las grasas son un buen alimento? No todas; empecemos por las que hay que evitar. Los aceites vegetales refinados como el de girasol, maíz o soja son muy proinflamatorios debido a su alto contenido en ácidos grasos omega-6. Aunque los omega-6 son esenciales en pequeñas cantidades, su consumo excesivo desequilibra la proporción entre omega-3 y omega-6 en el cuerpo, lo que favorece la inflamación crónica. Por eso, en lugar de estos aceites refinados, es preferible utilizar fuentes de grasas saludables con propiedades antiinflamatorias.

El aceite de oliva virgen extra es una de las mejores opciones. Rico en ácidos grasos monoinsaturados y antioxidantes como los polifenoles, también es considerado un superalimento y hablaremos más de él en adelante. El aguacate es otra fuente excepcional de grasas saludables. Contiene ácidos grasos monoinsaturados que contribuyen a reducir los niveles de colesterol LDL (el «malo») y aumentar el colesterol HDL (el «bueno»). Además, es rico en luteína y zeaxantina, dos antioxidantes clave para la salud ocular y la protección celular. Su contenido en fibra también favorece la digestión y ayuda a mantener estables los niveles de glucosa en sangre.

Frutos secos y semillas

Los frutos secos y las semillas son otro pilar de la dieta antiinflamatoria. Almendras, nueces, avellanas y semillas de chía o lino aportan grasas saludables, proteínas y compuestos bioactivos que ayudan a modular la inflamación. En particular, las nueces constituyen una excelente fuente de ácidos grasos omega-3 de origen vegetal, lo que las convierte en un aliado clave para combatir la inflamación sistémica. Por su parte, las semillas de chía y lino son ricas en fibra soluble, que alimenta la microbiota intestinal y mejora la salud digestiva.

El omega-3

Otro pilar fundamental de la dieta antiinflamatoria es la inclusión de alimentos ricos en compuestos bioactivos, sustancias que han demostrado tener efectos protectores sobre la salud gracias a su capacidad para modular la inflamación, mejorar la función celular y reducir el estrés oxidativo. Estos compuestos se encuentran en una variedad de alimentos naturales y su consumo regular puede marcar una gran diferencia en la prevención de enfermedades crónicas y el envejecimiento celular. Uno de los más estudiados en este ámbito son los ácidos grasos omega-3, presentes en pescados grasos como el salmón, las sardinas, la caballa y el arenque.

El omega-3 es esencial para el equilibrio entre los procesos inflamatorios y antiinflamatorios en el cuerpo.

Este compuesto ayuda a reducir la producción de cito-quinas proinflamatorias y a aumentar la síntesis de molécu-las antiinflamatorias. Además, es un ácido graso que contri-buye a la salud cardiovascular al mejorar la elasticidad de los vasos sanguíneos, reducir la formación de placas en las ar-terias y disminuir los niveles de triglicéridos. Para obtener sus beneficios, incorpora el pescado azul a tu dieta al menos dos o tres veces por semana o, en su defecto, incluye fuentes vegetales de omega-3 como las semillas de chía o de lino y nueces.

Cacao puro

El cacao puro es rico en flavonoides, que contribuyen a la salud cardiovascular y cerebral, siempre que se consuma sin azúca-res añadidos y con un alto porcentaje de cacao. Elige cacaos superiores al 85 % para notar todos sus efectos.

Té verde

¿En qué se parecen una sesión de *running* y una taza de té ver-de? Curiosamente, en sus efectos. El té verde es otra excelente fuente de polifenoles, en especial de epigalocatequina-3-gala-to (EGCG), un compuesto con efectos antiinflamatorios, neu-roprotectores y anticancerígenos capaz de activar la enzima AMPK, la misma que comienza a funcionar cuando hacemos ejercicio de alta intensidad. Su consumo regular se ha asociado con una reducción del estrés oxidativo y una mejora en la función metabólica, **lo que lo convierte en una bebida ideal dentro de una alimentación antiinflamatoria**. Para maximizar su efecto, tómalo sin leche ni edulcorantes, ya que algunos compuestos presentes en estos ingredientes pueden interferir en la absorción de los polifenoles.

Especias y hierbas

Las especias y hierbas medicinales también desempeñan un papel crucial en la modulación de la inflamación. La cúrcuma, por ejemplo, contiene curcumina, un compuesto con una fuerte acción antiinflamatoria que ha demostrado ser comparable a algunos fármacos antiinflamatorios, ¡y sin efectos secundarios! Para mejorar su absorción, combínala con pimienta negra, puesto que esta última contiene piperina, una sustancia que potencia la biodisponibilidad de la curcumina hasta en un 2.000 %.

Jengibre

El jengibre es otra especia con efectos antiinflamatorios y antioxidantes, utilizada tradicionalmente para tratar problemas digestivos y reducir el dolor articular en enfermedades como la artritis. Su consumo en infusión o como condimento ayuda a mejorar la digestión, modula la inflamación y fortalece el sistema inmunológico. Además, podrás usarlo en multitud de recetas, desde tés hasta guisos, marinados e incluso postres.

Canela

Por último, la canela es una especia que no solo aporta un sabor dulce sin necesidad de azúcares añadidos, sino que también tiene propiedades antiinflamatorias y reguladoras de la glucosa en sangre. Se ha observado que su consumo puede mejorar la sensibilidad a la insulina, lo que la convierte en un excelente complemento para quienes buscan estabilizar sus niveles de azúcar y reducir la inflamación sistémica.

Del dicho al hecho: cómo transformo mi dieta en una dieta antiinflamatoria

Un buen punto de partida para aplicar esta estrategia es estructurar cada comida de forma equilibrada. Prioriza una base de verduras y hortalizas, añade una buena fuente de proteína (como pescado, huevos o legumbres), incorpora grasas saludables (aceite de oliva, aguacate o frutos secos) y complementa con carbohidratos complejos en cantidades moderadas. Tendrás una comida sabrosa y llena de beneficios para tu salud. Este enfoque mantiene la inflamación bajo control y también proporciona una mayor estabilidad en los niveles de energía.

Otro aspecto clave es la atención a la microbiota intestinal, puesto que el intestino desempeña un papel crucial en la regulación de la inflamación. Un desequilibrio en la flora intestinal puede provocar una mayor permeabilidad intestinal y desencadenar una respuesta inflamatoria en el cuerpo. **Para favorecer un microbioma saludable, es recomendable incluir alimentos fermentados** como el yogur natural, el kéfir, el chucrut o el kimchi, además de productos ricos en fibra prebiótica, como el ajo, la cebolla y los espárragos, que nutren a las bacterias beneficiosas.

La hidratación también es un factor importante. El agua es esencial para la eliminación de toxinas y la regulación de la inflamación, por lo que mantener un buen nivel de hidratación ayuda a optimizar el metabolismo y mejorar la función celular. Da rienda suelta a tu imaginación y experimenta con agua, infusiones o caldos naturales. Recuerda que no solo importa lo que te hidrata; también lo es evitar aquello que te deshidrata. El consumo excesivo de alcohol y bebidas azucaradas contribuye a la inflamación y al desbalance metabólico, por lo que es mejor limitarlas lo máximo posible.

La combinación del ayuno intermitente y la dieta antiinflamatoria no solo es posible, sino altamente beneficiosa.

Ambas estrategias trabajan en sinergia, reforzando sus efectos positivos y optimizando la función celular. Mientras que el ayuno intermitente activa mecanismos de reparación, desintoxicación y regeneración celular, una alimentación rica en nutrientes antiinflamatorios proporciona los compuestos esenciales que apoyan estos procesos. Además, el ayuno también puede mejorar la eficacia de los compuestos antiinflamatorios presentes en los alimentos, lo que hace que notemos sus beneficios todavía más.

A FONDO: POR QUÉ EL AYUNO NOS HACE COMER MEJOR

Durante el ayuno, el cuerpo aumenta la sensibilidad a la insulina y optimiza la futura absorción de nutrientes. Esto significa que los polifenoles de los frutos rojos y el té verde, los ácidos grasos omega-3 del pescado azul y las especias como la cúrcuma y el jengibre tienen un impacto aún mayor en la reducción del estrés oxidativo y la inflamación celular si los consumimos después de un periodo de descanso digestivo. Igual que tú disfrutas más de algo que solo está disponible a veces, como las vacaciones, nuestras células aprovechan más los nutrientes si no se los damos continuamente. Al comer en una franja horaria restringida, las células están más receptivas a los antioxidantes y micronutrientes esenciales, y maximizan su efecto protector.

Además de los beneficios físicos, la combinación entre ayuno y dieta antiinflamatoria provoca que el estilo de vida sea más fácil de mantener a largo plazo. El ayuno intermitente reduce la dependencia de los alimentos ultraprocesados y los antojos de azúcar, mientras que la dieta antiinflamatoria proporciona alimentos sabrosos y nutritivos que sacian y aportan energía estable. En lugar de seguir dietas restrictivas y difíciles de sostener, este enfoque permite disfrutar de comidas deliciosas sin generar inflamación ni sobrecargar el metabolismo.

Los resultados pueden ser sorprendentes: de pérdida de peso a mejora del estado de ánimo, aumento de la energía y hasta una mayor claridad mental.

Muchas personas que combinan el ayuno intermitente con una alimentación antiinflamatoria experimentan una sensación de ligereza, menos hinchazón y una mayor capacidad de concentración a lo largo del día. Además, la reducción de la inflamación crónica se refleja en una piel más saludable, un mejor control del azúcar en sangre y una mayor resistencia a enfermedades metabólicas.

Esta estrategia no es una dieta pasajera ni una tendencia, sino una forma de optimizar la biología del cuerpo a través de la epigénetica respetando sus ritmos naturales. **Se trata de aprender a alimentar el cuerpo en los momentos adecuados y con los nutrientes correctos, y de lograr, así, una transformación real y sostenible en tu salud.**

El orden en el que comes
los alimentos sí importa

Si las Matemáticas nunca fueron tu asignatura favorita en el colegio, estás de suerte, porque ha llegado el momento de llevarles la contraria: ¡el orden de los factores SÍ altera el producto! Aplicado a la comida, esto implica que existe una gran diferencia en la forma en que el cuerpo procesa los alimentos, influye en la saciedad y regula hormonas como la insulina según el orden en que plantees tu menú. **Tomar los mismos ingredientes de forma aislada o en una combinación equilibrada puede generar efectos completamente distintos** en el metabolismo, los niveles de energía y el control del apetito a lo largo del día.

Cuando consumes carbohidratos de rápida absorción, como pan blanco o arroz refinado, la glucosa se libera rápidamente en el torrente sanguíneo. Esto provoca un pico de insulina, lo que da lugar a un aumento rápido de energía, pero también a una caída brusca poco tiempo después. El resultado es que enseguida aparecen la fatiga y el hambre repentina, y antes de que te des cuenta estás revolviendo en los armarios para comerte otra galleta de chocolate. Este efecto es aún más pronunciado cuando estos alimentos se consumen solos, sin ningún otro nutriente que ralentice la digestión.

La solución pasa por consumir los
carbohidratos de manera más estratégica,

combinados con grasas saludables y proteínas para estabilizar la respuesta glucémica.

Un truco sencillo y fácil de aplicar es no comer nunca un carbohidrato solo. Este simple ajuste en la forma de estructurar las comidas evita subidas bruscas de insulina y prolonga la sensación de saciedad. De este modo, mantendrás niveles de energía más estables y reducirás los antojos a lo largo del día.

DE LA CIENCIA **A LA PRÁCTICA**

Si te apetece una fruta, combínala con frutos secos o yogur natural. Comer un mango, uvas, sandía o plátano maduro, que son frutas con un índice glucémico alto, con almendras o con un poco de queso aporta grasas saludables y proteínas que ralentizan la absorción del azúcar de la fruta; así se evita un pico brusco de glucosa y te mantienes saciado por más tiempo. De la misma forma, si comes pan, elige una opción integral y acompáñalo con aguacate, huevo o queso en lugar de consumirlo solo. En el caso de platos con arroz, quinoa o pasta, añade siempre una fuente de proteína (pollo, pescado, tofu, huevos) y una grasa saludable (aceite de oliva, frutos secos, aceitunas) para que la energía te llegue de manera más progresiva y no sientas hambre poco después.

La fibra

Otro elemento clave en la regulación de la glucosa y la inflamación es la fibra, sobre todo la fibra soluble, que se encuentra en alimentos como legumbres, aguacates, semillas de chía y lino, avena y verduras de hoja verde. En efecto, **la fibra tiene un papel fundamental porque retrasa la digestión y la absorción de los carbohidratos**, con lo que la glucosa entra en el torrente sanguíneo de manera más gradual. Además, ayuda a nutrir la microbiota intestinal, lo que posee un impacto directo en la inflamación y en la capacidad del cuerpo para metabolizar los alimentos de manera eficiente.

Un truco práctico para aprovechar al máximo la fibra y controlar mejor los niveles de azúcar en sangre es ordenar la ingesta de alimentos en cada comida. Se ha demostrado que consumir los alimentos en un orden específico sirve para reducir los picos de glucosa, el estrés oxidativo y la fatiga posprandial, esa sensación de sueño y pesadez después de comer una comida alta en carbohidratos. Para aplicar esta estrategia de manera sencilla, sigue esta secuencia:

1) **Empieza con fibra.** Comer primero una ensalada con vegetales de hoja verde o una porción de verduras ricas en fibra crea una especie de barrera en el intestino que ralentiza la absorción de los carbohidratos que vendrán después.

2) **Sigue con proteínas y grasas saludables.** Consumir proteínas como huevos, pescado o tofu junto con gra-

sas saludables como el aguacate o el aceite de oliva estabiliza la glucosa en sangre y prolonga la saciedad.

3) Deja l**os carbohidratos para el final.** Comer el arroz, la pasta, el pan o cualquier otra fuente de carbohidratos al final de la comida reduce la velocidad con la que la glucosa entra en el torrente sanguíneo. De esta forma, evitas picos de insulina y mantienes los niveles de energía más estables.

Aplicar estos principios no significa hacer cambios drásticos en la dieta, sino incluir pequeñas modificaciones inteligentes que permiten aprovechar mejor los alimentos. Con trucos como estos, te resultará más fácil de lo que parece:

- En lugar de un desayuno solo a base de tostadas, prepárate una tostada integral con aguacate y huevo.
- Antes de una comida con arroz o pasta, empieza con una ensalada o una crema de verduras.
- Si comes fruta, hazlo con frutos secos o yogur en lugar de sola.
- Añade semillas de chía o lino a batidos, yogures o ensaladas para incrementar la fibra de forma sencilla.

EN POCAS PALABRAS...

RECUERDA:

1) La comida no son solo calorías, también es información para tu cuerpo: cada alimento que consumes envía señales bioquímicas que pueden activar o desactivar genes relacionados con la inflamación, la reparación celular y la longevidad.

2) El ayuno intermitente nos ayuda a comer mejor: espaciar las comidas y respetar periodos sin ingesta permite que el cuerpo active mecanismos que protegen la salud.

3) La dieta inflamatoria es un mecanismo epigenético perfecto para prevenir enfermedades. No se trata de comer menos, sino de comer con inteligencia priorizando los alimentos que evitan la inflamación.

4) El equilibrio entre ayuno y dieta antiinflamatoria potencia la salud: mientras que el ayuno activa la autofagia y la regeneración celular, una alimentación basada en alimentos antiinflamatorios maximiza estos beneficios, al reducir el estrés oxidativo y promover la longevidad.

5) El orden en el que comes los alimentos influye en tu metabolismo: comer en un determinado orden y combinar bien los alimentos reduce los picos de glucosa, mejora la energía y te devuelve el control sobre tu apetito.

6

SUPERALIMENTOS PARA REESCRIBIR TU BIOLOGÍA

Como acabas de leer, tu alimentación diaria posee la capacidad de reescribir el funcionamiento del cuerpo desde dentro. Y la dieta antiinflamatoria no es la única guía que podemos seguir. Hay ciertos alimentos que, por su densidad nutricional y su riqueza en compuestos bioactivos, tienen un impacto especialmente destacado sobre nuestra salud celular. A estos alimentos se les conoce popularmente como *superalimentos*.

Más ciencia que magia

Muchas veces buscamos soluciones complejas para sentirnos mejor o prevenir enfermedades, cuando en realidad todo puede empezar con lo que ponemos en nuestro plato. Y sí, soy consciente de que cambiar hábitos cuesta. A veces no nos gusta el sabor de algunos alimentos, no tenemos tiempo para cocinar o, simplemente, nos dejamos llevar por la comodidad de lo conocido. Pero aquí es donde entra la consciencia: **lo que co-**

mes hoy afecta a todo tu presente y futuro. Hazte esta pregunta incómoda pero necesaria. ¿Cuánto vale tu salud? ¿De verdad no estás dispuesto a cambiar un alimento procesado por uno que nutre, repara y alarga tu vida? ¿Prefieres seguir en piloto automático, aunque eso signifique arriesgar tu bienestar físico y mental? Si la respuesta a esta última pregunta es sí, entonces hay algo que revisar, porque eso no es únicamente una cuestión de hábitos, sino de amor propio. Y no solo hacia ti, también hacia los que vendrán después. La epigenética ha demostrado que nuestras elecciones alimenticias pueden dejar huella en nuestra biología y también en la de las generaciones futuras.

Comer mejor no es un acto egoísta, se trata de una responsabilidad. Es decirle a tu cuerpo: «Te cuido porque me importas», y decirle a tu futuro hijo o nieto: «Quiero dejarte una salud más sólida».

Entonces ¿cómo comenzamos una dieta más consciente? No te confundas: no busques esos productos exóticos que prometen curarlo todo en polvo o cápsula. Los verdaderos superalimentos son aquellos que la ciencia ha demostrado que contienen moléculas capaces de modular rutas epigenéticas clave: antioxidantes, antiinflamatorios naturales, activadores de la autofagia y protectores del ADN, entre otros. No producen milagros, pero sí te dan una herramienta perfecta para activar o desactivar genes imprescindibles para tu salud. Lo fascinante es que muchos de ellos están al alcance de todos: en el mercado, en tu cocina, en una infusión, en una buena ensalada.

En este capítulo no haremos una lista milagrosa ni caeremos en promesas vacías. Vamos a conocer en profundidad cómo ciertos compuestos naturales activan genes que protegen nuestras células del estrés, la inflamación y el envejecimiento, y veremos también cómo utilizar estos alimentos de forma práctica, cotidiana y consciente para que conviertas tu cocina en una verdadera herramienta epigenética.

Comer bien no es una cuestión de perfección, sino de dirección.

Eso sí, un aviso: conocer los superalimentos no implica obsesionarse con ellos. Se trata de aprender a elegir con inteligencia lo que ponemos en nuestro cuerpo y a llevar la consciencia y el sentido común a la mesa. Si cada bocado es un mensaje para nuestras células, los superalimentos son formas de hablarle a nuestro ADN en su idioma más profundo: el de la salud, la regeneración y la longevidad.

Tu despensa epigenética: los superalimentos que deberías conocer

Ahora, vamos a lo importante. ¿Qué deberías tener siempre a mano en tu cocina? Saca el boli y la lista de la compra, que vienen curvas. **Tu despensa epigenética es, en realidad, tu primera línea de defensa y tu mejor medicina preventiva**, así que conviene tenerla bien surtida. Algunos de los superalimentos que la forman también están presentes en la dieta antiinflamatoria y, por tanto, ya hemos hablado de ellos, y otros son unos acompañantes estupendos para asegurar que tu cuerpo recibe todo lo que necesita:

- Brócoli.
- Frutos rojos.
- Verduras rojas ricas en licopenos.
- Té matcha.
- Aceite de oliva.
- Nueces.
- Verduras de hoja verde oscuro.
- Legumbres.

Estos alimentos no deberían faltar nunca en tu cocina, porque son fáciles de conseguir, muy sencillos de preparar y, sobre todo, increíblemente potentes para tu salud celular. **Cuando entiendes el impacto que tienen en ella, te das cuenta de que no se trata de una dieta; es una forma de cuidarte de verdad.**

El brócoli

Uno de los superalimentos más poderosos, muchas veces subestimado por su sabor, es el brócoli. **Este vegetal crucífero es una joya epigenética, sobre todo cuando se consume al vapor o ligeramente cocinado.** No lo hiervas en exceso, ya que pierde gran parte de sus compuestos activos y, además, sabe bastante peor.

Su principal valor reside en el sulforafano, un compuesto que se libera al cortar o masticar el brócoli crudo y que ha demostrado activar vías de defensa celular muy potentes, al estimular una especie de «limpieza» natural que elimina células dañadas o envejecidas antes de que se conviertan en un problema mayor. Además, el brócoli contiene otros compuestos bioactivos que lo convierten en una verdadera central de defensa para tus células: glucosinolatos, vitamina C, vitamina K, ácido fólico y fibra prebiótica, todos ellos con funciones clave en la salud epigenética.

Sin embargo, lo más interesante es cómo el brócoli interactúa con nuestro microbioma. Su fibra alimenta bacterias intestinales beneficiosas, que a su vez ayudan a mantener el equilibrio hormonal, digestivo e inmunitario. Esto significa que sus beneficios no se limitan a lo que ocurre en el intestino, sino que influyen en cascada sobre todo el cuerpo, incluyendo el cerebro.

DE LA CIENCIA **A LA PRÁCTICA**

Incluir 3 o 4 raciones semanales de brócoli marcaría una diferencia significativa en tu salud. Ásalo al horno con cúrcuma y pimienta negra, inclúyelo en una crema de calabacín y almendras, o saltéalo con ajo y limón, y te parecerá un vegetal nuevo. Otra alternativa es el brócoli germinado, que contiene hasta 20 veces más sulforafano que la planta madura, y se puede añadir crudo a ensaladas, tostadas o incluso batidos verdes. Además, consumido junto con una fuente de grasa saludable, como aceite de oliva virgen extra, aguacate o incluso unas pocas nueces, mejora la absorción de sus compuestos liposolubles. Combínalo con un poco de mostaza en polvo después de la cocción, o bien con otros alimentos de la misma familia como la rúcula, col rizada o rábanos, y tendrás un superalimento imbatible.

Los frutos rojos

Los frutos rojos —arándanos, frambuesas, moras y fresas— son mucho más que un alimento sabroso y colorido: son auténticos aliados de la salud celular. Y, seamos honestos, tienen más admiradores que el brócoli. Su riqueza en polifenoles les confiere una extraordinaria capacidad antioxidante que protege nuestras células del estrés oxidativo, uno de los grandes responsables del envejecimiento prematuro. Pero sus beneficios van mucho más allá.

Diversas investigaciones han señalado que el consumo habitual de frutos rojos puede mejorar la memoria, la velocidad de procesamiento mental y el riego sanguíneo cerebral, incluso en personas mayores. Además, desempeñan un papel esencial en la salud cardiovascular, algo que a menudo subestimamos, porque hacen que las arterias se mantengan más flexibles y despejadas. Este efecto se refleja de manera muy práctica: llevar más oxígeno al cerebro significa mayor claridad tener mental, mejor concentración y menor fatiga mental; más oxígeno a la piel, luminosidad y mejor regeneración celular. Y un corazón que no tiene que bombear con tanta fuerza implica menos desgaste, más eficiencia y un menor riesgo de sufrir eventos cardiovasculares a largo plazo.

En términos sencillos, los frutos rojos ayudan al cerebro a estar joven y a las arterias a mantenerse sanas.

La clave para obtener todos los beneficios de los frutos rojos está en la constancia. No hace falta consumirlos todos los días; con solo media taza (unos 75-100 g) unas 3 o 4 veces por semana ya notarás sus efectos. Si eres de los que suele buscar algo dulce después de comer, cambiar una galleta por un puñado de frutos rojos es un pequeño gesto que, repetido en el tiempo, tendrá un gran impacto. También puedes mezclarlos con yogur, rallarlos sobre una tostada con mantequilla de almendra o usarlos como cobertura en un bol de avena. Incluso en una ensalada de hojas verdes con frutos secos y un toque de aceite de oliva, aportan un contraste fresco y sabroso. Así, bocado a bocado, estarás fortaleciendo tus arterias, protegiendo tu cerebro y nutriendo tus células con algunos de los compuestos más potentes que ofrece la naturaleza.

Verduras rojas: ricas en licopenos

Otro grupo de superalimentos son los alimentos ricos en lico-penos, **como el tomate, el pimiento rojo, la remolacha y el bo-niato**. Este compuesto, responsable de los pigmentos rojizos y anaranjados en algunas verduras, actúa como un poderoso an-tioxidante y participa en la regulación de genes implicados en la inflamación, el estrés celular y la reparación del ADN. Otros beneficios del licopeno son:

- Ayuda a mantener los vasos sanguíneos flexibles.
- Reduce el colesterol malo.
- Mejora la salud de la piel y la protege de la radiación solar.
- Activa la autofagia, el reciclaje de las células.

Es importante saber que el licopeno se absorbe mejor cuan-do las verduras se cocinan y se acompañan de una fuente de grasa saludable; por ejemplo, en una crema de tomate con un chorrito de aceite de oliva virgen extra, unos pimientos asados al horno o una ensalada templada de boniato con rúcula. Inclu-so una salsa casera de tomate natural, cocinada lentamente y utilizada como base para otros platos, puede convertirse en una herramienta poderosa para cuidar tu epigenética desde la coci-na. Lo ideal es incluir estas verduras ricas en licopeno al menos tres o cuatro veces por semana, variando su forma de prepara-ción y combinándolas con otros alimentos antiinflamatorios.

Té matcha

Ahora viene el gran responsable de que haya disminuido mi consumo de café: el té matcha. A diferencia del té verde tradicional, que se prepara infusionando las hojas y luego desechándolas, el matcha se elabora moliendo las hojas enteras hasta obtener un polvo fino que se disuelve por completo en agua. Por eso, cuando lo consumimos, estamos aprovechando todos los compuestos bioactivos presentes en la planta, no solo los solubles en agua. Y ahí radica parte de sus valiosas propiedades.

El té matcha es una de las bebidas más interesantes desde el punto de vista de la salud celular y la longevidad.

Para incluir el té matcha en tu alimentación, haz que sustituya al café en el desayuno, incorpóralo en forma de batido con leche vegetal o incluso úsalo en recetas como bizcochos o boles de yogur. Si es posible, opta por una versión de buena calidad, preferiblemente ecológico y de origen japonés, y prepárala de forma sencilla disolviendo una cucharadita en agua caliente, que no llegue a hervir, y batiendo constantemente hasta formar una ligera espuma.

A FONDO: LA BIOQUÍMICA DEL MATCHA

¿Qué hace tan especial a este té? Como el té verde, posee epigalocatequina galato (EGCG) y ofrece sus mismos efectos antiinflamatorios, anticancerígenos y neuroprotectores, pero, además, presenta un equilibrio natural entre cafeína y L-teanina. La cafeína, como sabemos, estimula el sistema nervioso y aumenta la concentración, y en el matcha lo hace de forma mucho más suave y sostenida gracias a la presencia de L-teanina, un aminoácido que favorece la calma y la claridad mental. Esta combinación única produce un estado de alerta tranquilo, ideal para mantener el enfoque sin ansiedad, algo que todos necesitamos en momentos de trabajo exigente.

Aceite de oliva

El aceite de oliva virgen extra es uno de los alimentos más potentes y completos cuando hablamos de longevidad y salud celular. No es casualidad que se le conozca como «oro líquido»; su perfil nutricional y terapéutico es tan completo que ha sido considerado desde hace siglos un símbolo de salud, longevidad y bienestar en las culturas mediterráneas.

- Reduce los niveles de colesterol malo.
- Mejora la sensibilidad a la insulina.
- Estabiliza la glucosa en sangre.
- Fortalece el sistema cardiovascular.
- Reduce la inflamación crónica.
- Protege las células del estrés oxidativo.
- Favorece la autofagia.

- Tiene poder neuroprotector.
- Contribuye al equilibrio de la microbiota.
- Mejora el sistema inmune y el estado anímico.

El aceite de oliva es una joya líquida que embellece tus platos y tus células.

Eso sí, hay que tener en cuenta un detalle importante: **para aprovechar todos estos beneficios, lo ideal es consumirlo en crudo o a baja temperatura**. Aunque el aceite de oliva tiene una buena estabilidad frente al calor, si se somete a temperaturas muy altas durante mucho tiempo —como en frituras prolongadas—, parte de sus compuestos antioxidantes y polifenoles pueden degradarse. Prioriza su uso en aliños, para cocinar a fuego lento o para añadir al final de la cocción.

Nueces

Si en la dieta antiinflamatoria hemos mencionado los frutos secos como grupo, aquí vamos a centrarnos en las nueces, uno de los superalimentos más completos. Además de su poder contra la inflamación, las nueces contienen una alta concentración de polifenoles, vitamina E, melatonina natural y minerales como el magnesio y el zinc, todos ellos nutrientes involucrados en procesos celulares relacionados con la reparación del ADN, la modulación epigenética y la protección contra el estrés oxidativo. Estos compuestos actúan sobre tus genes de forma que **al comer nueces no solo estás nutriendo tu cuerpo, también estás enviando señales moleculares que activan mecanismos de protección y reparación celular**.

Un punto menos conocido, pero igual de relevante, es su aporte proteico. Las nueces proporcionan cerca de 15 gramos de proteína por cada 100, lo que las convierte en una opción muy valiosa para complementar la ingesta de proteínas de calidad. Esta proteína no solo ayuda al mantenimiento de la masa muscular —clave en la prevención de la sarcopenia y en el envejecimiento saludable—, sino que también prolonga la saciedad.

Las nueces son un aliado muy útil para las personas que buscan opciones vegetales para construir o mantener músculo sin recurrir siempre a alimentos animales.

¿Qué otros beneficios podemos obtener al comer nueces de forma habitual?

- Mejora los perfiles de colesterol.
- Reduce el riesgo de enfermedades cardiacas y neurodegenerativas.
- Refuerza la microbiota intestinal.
- Mejora la sensibilidad a la insulina.
- Favorece un flujo de energía más estable, evitando los altibajos a lo largo del día.

Incluir nueces en tu alimentación diaria es más sencillo de lo que parece. Lo mejor es que no necesitas grandes cantidades para notar sus efectos: con apenas 20 o 30 gramos al día —lo que equivale a entre 4 y 6 nueces enteras— es suficiente. Lo ideal es consumirlas al natural o ligeramente tostadas, sin sal añadida ni recubrimientos dulces. Las versiones caramelizadas, con miel o chocolate, aunque son atractivas, anulan gran parte de sus propiedades debido a que los azúcares y grasas no saludables alteran su perfil nutricional. También es importante no excederse: consumir grandes cantidades puede causar molestias digestivas.

DE LA CIENCIA **A LA PRÁCTICA**

¿Quieres saber cómo incorporarlas de forma fácil? Las posibilidades son muchas: añádelas a tu desayuno con yogur natural, fruta fresca o copos de avena para sumar textura, saciedad y antioxidantes; troceadas en ensaladas o mezcladas con verduras asadas como calabaza o remolacha, o incluso en cremas de verduras para aportar un contraste crujiente y nutritivo. También funcionan muy bien como aperitivo entre horas: si las acompañas con una pieza de fruta o una infusión, calmarán tu apetito sin disparar la glucosa en sangre.

Verduras de hoja verde oscura

En esta maravillosa lista de superalimentos, ahora toca hablar de las verduras de hoja verde oscura, como las espinacas, la col rizada (kale), las acelgas o los berros, que deberían ser un pilar en cualquier dieta orientada a la longevidad y la salud celular. **Son auténticos multinutrientes naturales, ricos en infinidad de compuestos que el cuerpo necesita:**

- Vitaminas A, C, E y K: algunas vitaminas como la K1 son esenciales para la salud ósea y sirven para modular genes implicados en la mineralización y el envejecimiento.
- Minerales como el magnesio, el hierro y el calcio.
- Polifenoles y carotenoides: están relacionados con la salud metabólica y del ADN.
- Ácido fólico: protege el ADN y lo previene de mutaciones.
- Fibra.

Para incluir verduras de hoja verde oscura en tu día a día, incorpóralas en diferentes momentos según tu gusto personal y ritmo de vida. Crudas conservan todos sus micronutrientes y enzimas, y un buen chorro de aceite de oliva virgen extra no solo realza el sabor, sino que mejora notablemente la absorción de carotenoides liposolubles como la luteína y la zeaxantina. Puedes añadir también frutos secos, semillas o proteínas como huevo o legumbres para lograr un plato completo y saciante. Otra opción es tomarlas en batidos o mezclarlas con frutas bajas en azúcar, como frambuesas, arándanos, aguacate o medio plátano maduro, para obtener una comida equilibrada, rica en fibra, antioxidantes y grasas saludables. Si se le añade una cucharada de semillas de chía o lino, se incrementa el aporte de omega-3 y se mejora aún más la salud intestinal.

En opción caliente, saltéalas ligeramente con ajo y un poco de aceite o mézclalas con verduras asadas como calabaza o boniato. Añadiéndolas a sopas, cremas o tortillas, enriquecerán su valor nutricional sin cambiar demasiado el sabor, algo que funciona muy bien para niños o personas que no disfrutan mucho del amargor que a veces tienen estas hojas. Una idea muy útil es cocinar una buena cantidad al vapor y conservarla en la nevera para añadir un puñado a cualquier plato sin complicarte.

Legumbres

Una de las grandes virtudes de las legumbres es su extraordinario contenido en fibra, tanto soluble como insoluble. Esta combinación no solo favorece el tránsito intestinal y previene el estreñimiento, sino que tiene un impacto mucho más profundo y relevante a nivel sistémico. La fibra soluble actúa como un verdadero alimento para las bacterias beneficiosas que habitan en nuestro intestino, que, en contacto con la fibra, producen unos compuestos llamados *ácidos grasos de cadena corta* o *AGCC*, como el butirato, un auténtico mensajero biológico con funciones clave:

- Posee un extraordinario efecto antiinflamatorio sobre el sistema intestinal.
- Calma la respuesta inmune exagerada para que no se cronifique.
- Fortalece la barrera intestinal y evita que las toxinas pasen a la sangre.

- Participa en la regulación de genes implicados en la inmunidad, la reparación celular y la protección contra ciertos tipos de cáncer.
- Favorece la expresión de genes que promueven un entorno saludable.

En términos prácticos, esto significa que, **cada vez que consumes un plato de lentejas, garbanzos, alubias o guisantes, estás alimentando tu microbiota y tu salud al completo**. Como cada vez se confirma con más estudios, la salud de tu intestino está estrechamente relacionada con tu salud mental, metabólica y general.

DE LA CIENCIA **A LA PRÁCTICA**

Versátiles, económicas y fáciles de almacenar, las legumbres se adaptan a múltiples recetas. Comienza a usarlas con platos tradicionales como potajes o guisos, pero también incorporarlas de forma más ligera en ensaladas frías con tomate, cebolla y un buen chorro de aceite de oliva virgen extra. Como aperitivo, prepara hummus o cremas de legumbres para untar, perfectas como acompañamiento. Si prefieres algo más práctico, cuécelas una gran cantidad y congelarlas por porciones para tenerlas siempre listas. Incluso añadir un par de cucharadas a sopas o salteados ya marca una gran diferencia.

Por si fuera poco, el aporte de proteína vegetal de las legumbres es ideal para quienes buscan reducir el consumo de proteína animal sin comprometer la saciedad ni la masa muscular. Combinadas con cereales integrales como arroz o quinoa, proporcionan una proteína completa, rica en todos los aminoácidos esenciales.

Las legumbres son una fuente de proteína perfecta tanto para dietas vegetales como para personas activas.

También son una excelente fuente de minerales esenciales como el hierro, el magnesio, el zinc y el potasio, todos ellos cruciales para funciones celulares que van desde la síntesis de neurotransmisores hasta la regulación del estrés y la función mitocondrial. En particular, el magnesio es un mineral clave en más de 300 reacciones enzimáticas, muchas de ellas vinculadas al metabolismo energético y la reparación celular. Tampoco podemos dejar de lado su riqueza en antioxidantes naturales como los polifenoles, flavonoides y saponinas, que protegen nuestras células del daño oxidativo, disminuyen la inflamación sistémica y ayudan a regular los niveles de colesterol. Y todo esto sin olvidar que constituyen un alimento clave en las dietas antiinflamatorias.

En resumen, las legumbres son una fuente poderosa de salud celular y longevidad. **Incorporarlas a tu dieta diaria es una forma sencilla, deliciosa y accesible de cuidar tu microbiota, regular tu metabolismo y activar mecanismos epige-**

néticos protectores. Cada cucharada cuenta como una inversión real en tu bienestar presente... y futuro.

EN POCAS PALABRAS...

RECUERDA:

1) Los superalimentos no son una moda, sino herramientas biológicas: frutas, verduras, legumbres, frutos secos o té matcha tienen el poder de modular procesos epigenéticos que reparan, protegen y rejuvenecen nuestras células.

2) Tu cocina es tu botiquín más potente: si sabes cómo usarlo, lo que guardas en la despensa podría tener un mayor impacto en tu bienestar que muchos suplementos o tratamientos.

3) Busca ser consciente y constante, y no te obsesiones con la perfección: no necesitas una dieta estricta, sino hábitos sostenibles. Incluir solo 3 o 4 raciones semanales de ciertos alimentos ya marcaría una gran diferencia en tu salud.

4) Cuidarte hoy es cuidar tu futuro: tu alimentación influye en cómo vives ahora, en la calidad de vida que tendrás con el paso de los años y en los genes que heredarán tus hijos y nietos.

7

EPIGENÉTICA Y MICROBIOTA INTESTINAL: TU SEGUNDO GENOMA

Parece increíble, pero es real: en tu cuerpo hay más bacterias que células humanas. Sí, has leído bien. Por cada célula que lleva tu nombre, existe al menos una bacteria viviendo contigo, en una convivencia tan íntima como invisible. Compartes tu cuerpo con billones de microorganismos que habitan sobre todo en el intestino, formando lo que hoy conocemos como *microbiota intestinal*. Esta comunidad microscópica pesa alrededor de un kilo y medio —más que el cerebro— y contiene una huella genética cien veces mayor que la del genoma humano. Es decir, llevas dentro de ti un universo completo que no aparece en tu ADN, pero influye profundamente en cómo ese ADN se comporta.

En tu cuerpo habita un auténtico segundo genoma, moldeado a diario por lo que comes, cómo vives y hasta cómo duermes.

Durante mucho tiempo, estos pequeños huéspedes fueron vistos como simples acompañantes o, peor aún, como enemigos que había que eliminar. Las bacterias eran sinónimo de enfermedad, infección o suciedad. La cultura del «todo desinfectado» nos hizo pensar que lo ideal era eliminarlas ante el más mínimo síntoma, incluso con antibióticos. Por suerte, la ciencia ha dado un giro espectacular en las últimas décadas. **Hoy sabemos que, sin ellas, no podríamos vivir.** Lejos de ser dañinas, muchas de estas bacterias trabajan incansablemente para mantenernos vivos y saludables. ¿Cómo lo hacen? Cumpliendo con funciones esenciales como:

- Digerir y absorber nutrientes.
- Entrenar y regular el sistema inmunológico.
- Producir neurotransmisores como la serotonina (sí, buena parte de la hormona de la felicidad se fabrica en el intestino).
- Mantener a raya la inflamación crónica.

Y, como veremos en este capítulo, su influencia va incluso más allá: **poseen la capacidad de modular cómo se expresan nuestros genes a lo largo del tiempo.** Por todo esto, algunos expertos ya consideran a la microbiota como un órgano más. Un órgano silencioso pero esencial, sin el cual nada funciona como debería.

> ### DE LA CIENCIA **A LA PRÁCTICA**
>
> Lo más fascinante de la microbiota es que no naces con ella totalmente desarrollada: la construyes, la alimentas y la transformas cada día con tus decisiones. Comer más fibra o más ultraprocesados, dormir bien o mal, vivir estresado o en calma va modelando el equilibrio de esa comunidad interior. Tienes muchas herramientas para cuidar de tu microbiota, que no es solo una cuestión digestiva, sino también un acto profundo de salud integral y una increíble herramienta epigenética.

Bacterias que hablan con tus genes

Cada vez que comes una ensalada, unas legumbres o un plato lleno de verduras, no solo estás alimentándote tú, también lo hacen los billones de bacterias que viven dentro de ti. En particular, estás dando combustible a un grupo de bacterias que se encargan de fermentar los componentes más indigeribles de la dieta humana: la fibra soluble. ¿Y qué hacen ellas con esa fibra? Producen los compuestos con propiedades extraordinarias de los que hemos hablado previamente, los ácidos grasos de cadena corta (AGCC), como el butirato, el propionato y el acetato. Estos AGCC actúan como pequeñas moléculas señalizadoras. Viajan desde el intestino hasta la sangre, alcanzan órganos como el hígado, el cerebro o el sistema inmunitario, y envían mensajes que pueden cambiar cómo se comportan tus células. Incluso son capaces de entrar en el núcleo celular y modificar la forma en que se expresan tus genes, y esto es epigenética en acción.

¿Recuerdas cómo se pueden activan o silencian genes? Tenemos tres mecanismos principales: la metilación del ADN, la modificación de histonas y el ARN no codificante. **Pues estos ácidos grados son expertos en desenrollar el ADN de las histonas para que tu cuerpo pueda leerlo y activar los genes que guarda escritos.** Lo hacen a través del butirato, producido por bacterias que fermentan fibra, que bloquea unas enzimas llamadas HDAC y provoca que el ADN se desenrolle. Además de influir en las histonas, los AGCC también afectan a la metilación del ADN, un sistema de etiquetas químicas capaz de tapar o revelar genes para que unos hablen y otros permanezcan callados.

Así, se activarían genes beneficiosos relacionados con la reparación celular, la producción de antioxidantes o la inhibición de la inflamación.

Una microbiota sana favorece una metilación equilibrada, silencia los genes dañinos y promueve la expresión de genes protectores. Ahora bien, ¿por qué esto importa tanto para tu salud? Porque **estas modificaciones epigenéticas se relacionan directamente con procesos clave como el envejecimiento, la inflamación crónica y el desarrollo de enfermedades**

metabólicas, neurodegenerativas y autoinmunes. Por ejemplo, unos niveles adecuados de butirato están asociados con una menor inflamación en el intestino, una mejor barrera intestinal y una mayor resistencia frente a infecciones. Además, hay estudios que muestran que el butirato es capaz de cruzar la barrera hematoencefálica y actuar en el cerebro, mejorando la plasticidad neuronal, reduciendo la neuroinflamación y favoreciendo procesos de memoria y aprendizaje. El propionato, por su parte, participa en la regulación del metabolismo de la glucosa y de los lípidos, y reduce el riesgo de obesidad y resistencia a la insulina. Y el acetato, aunque más simple, actúa como precursor para la síntesis de neurotransmisores clave y participa en la regulación del apetito y el equilibrio energético.

¿Y si mi microbiota no está como debería?

Cuando tu microbiota está desequilibrada —por una dieta pobre en fibra, exceso de azúcares y ultraprocesados, estrés o antibióticos indiscriminados—, la producción de AGCC disminuye, y con ello se pierde parte de la capacidad del cuerpo para mantener en equilibrio sus sistemas de reparación y defensa. **Entramos en un estado llamado *disbiosis*, cuyos efectos no se limitan al intestino.**

Una microbiota empobrecida puede provocar una inflamación crónica de bajo grado, silenciosa pero persistente, que está en la base de muchas enfermedades modernas. **En el con-**

texto metabólico, la disbiosis ha sido vinculada con la obesidad y el síndrome metabólico. Es algo que veo a diario en mi práctica clínica, al recibir pacientes que se enfrentan a dos problemas aparentemente no relacionados: dificultades para perder peso y molestias digestivas como dolor abdominal, gases e hinchazón. Muchos de ellos han probado diversas dietas y rutinas de ejercicio que no les han funcionado, y llegan a mi consulta frustrados y desmotivados. Sin embargo, al profundizar en su historial médico y hábitos de vida, suelo encontrar un factor subyacente que conecta ambos problemas: la disbiosis intestinal.

Siempre me gusta explicarles que, cuando el microbioma intestinal está alterado, el cuerpo extrae más calorías de los alimentos y tiende a almacenar más grasa, con lo que ganamos peso y nos hacemos más resistentes a la insulina, factores clave en la aparición de la diabetes tipo 2. Además, este desequilibrio microbiano puede influir en la presión arterial y la salud cardiovascular. Incluso la función vascular se desregula, lo que eleva el riesgo de hipertensión y enfermedades cardiovasculares. Es como intentar construir una casa con ladrillos que se tambalean: por muchas horas que le dediques y mucho esfuerzo que pongas, no saldrá bien si no arreglas la raíz del problema. Y, claro, si no sabes dónde está, es muy difícil no desmotivarse.

Una vez que lo han entendido, es el momento de realizar el estudio epigenético e iniciar el tratamiento personalizado. Lo que más me llena de satisfacción es conseguir ese equilibrio en su microbiota intestinal y ver que el paciente empieza a eliminar ese exceso de grasa y mejorar su porcentaje de masa muscular. Detrás de este cambio físico hay una disminución de la inflamación y, con ello, una mejoría en todos los sistemas de nuestro cuerpo.

Ahora sí podemos construir la casa de nuestros sueños, porque esas paredes lo resistirán todo.

¿Y si amenaza tormenta? Mientras nuestra microbiota esté sana, tenemos defensas que nos protegerán de lo que pueda pasar. En cambio, si estamos en un estado de disbiosis, el sistema inmunológico también se verá comprometido. La microbiota intestinal desempeña un papel esencial en la maduración y el funcionamiento del sistema inmunitario. ¡En tu intestino se encuentra un 70 % de las células inmunitarias encargadas de defender tu cuerpo! Así pues, un desequilibrio en esta comunidad microbiana podría provocar una respuesta inmunitaria inapropiada, con lo que será más fácil que sufras enfermedades autoinmunes y alérgicas. Además, la disbiosis puede interferir en el metabolismo de las hormonas sexuales y otros procesos endocrinos, ya que influye en la metabolización de estrógenos. Tu salud reproductiva, tu fertilidad y tu estabilidad hormonal tienen mucho que ver con esos pequeños seres que viven en tu intestino.

Conexión intestino-cerebro

Una de las conexiones más prácticas y sorprendentes de nuestro cuerpo es el vínculo entre intestino y cerebro, conocido como el *eje intestino-cerebro*. **Este canal de comunicación es bidireccional, y posee una influencia enorme en nuestro estado emocional, energía mental y capacidad de concentración.** Las bacterias intestinales no solo ayudan a digerir la comida, sino que producen neurotransmisores como serotonina, dopamina o GABA, fundamentales para regular el estado de ánimo, la motivación, el sueño y el bienestar emocional. De hecho, más del 90 % de la serotonina del cuerpo —la hormona de la felicidad— se produce en el intestino, no en el cerebro. Su síntesis depende directamente de que tengas una microbiota diversa, activa y bien nutrida. Quien dijo que la comida da la felicidad tenía muchísima razón.

Os voy a contar dos ejemplos reales. Marcos es un hombre de 42 años que acudió a mi consulta porque sufría fatiga constante, insomnio y una niebla mental que le dificultaba rendir en el trabajo. También lidiaba con hinchazón abdominal y digestiones pesadas desde hacía meses. Su alimentación estaba dominada por productos ultraprocesados y el estrés laboral era constante. Tras un análisis epigenético que reveló una disbiosis intestinal moderada, comenzamos un protocolo de suplementación, reeducación alimentaria y técnicas de respiración diaria. A las pocas semanas, su energía comenzó a estabilizarse, su estado de ánimo mejoró y sus síntomas digestivos se redujeron notablemente.

También recuerdo bien el caso de Laura, una paciente de 35 años que vino a verme por ansiedad persistente, cambios bruscos de humor y dolores articulares inespecíficos. Había probado tratamientos farmacológicos sin éxito duradero, pero nunca se le había evaluado la salud intestinal. Al profundizar en su historia clínica, descubrimos un patrón digestivo alterado: estreñimiento crónico, intolerancias alimentarias y una dieta pobre en variedad vegetal. A través de pequeños cambios sostenidos, como introducir legumbres, reducir azúcares añadidos y trabajar técnicas de regulación del sistema nervioso autónomo, le dimos la vuelta a la situación. Laura experimentó no solo una mejora en su tránsito intestinal, sino una transformación profunda en su estabilidad emocional y su vitalidad. Al recibir una alimentación mejor, las bacterias de su intestino se pusieron mucho más contentas y también la hicieron más feliz a ella.

La conexión intestino-cerebro explica por qué muchas personas con problemas digestivos experimentan síntomas emocionales como irritabilidad, ansiedad, apatía o fatiga mental.

Asimismo, el estrés crónico, la ansiedad o la depresión logran reducir la diversidad de la microbiota intestinal y favorecer la proliferación de cepas inflamatorias que, a su vez, empeoran el estado anímico. ¿Quién no estaría triste si siempre tiene dolor de tripa? **Se genera así un círculo vicioso que alimenta tanto el malestar físico como el emocional.** Mantener una microbiota equilibrada es esencial para romper este ciclo y promover una salud integral.

DE LA CIENCIA **A LA PRÁCTICA**

Algo tan sencillo como tomar yogur natural y kéfir puede ayudar a tu salud mental, al influir positivamente en la microbiota intestinal y en la producción de neurotransmisores relacionados con el estado de ánimo. Añadir una ensalada con legumbres al almuerzo, sustituir un refrigerio procesado por frutos secos o practicar respiración profunda al final del día son pequeños hábitos capaces de marcar una diferencia real en cómo te sientes.

Estrategias como una dieta rica en fibra, prebióticos y probióticos, junto con técnicas de manejo del estrés, sirven para fortalecer la salud intestinal y, por ende, mejorar el bienestar general. **La mejor noticia de todo esto es que un correcto abordaje ayuda a revertir un ciclo insano.** Gracias a la epigenética, podemos conocer las necesidades de cada uno y adaptar el estilo de vida de una forma personalizada.

La mejor barrera contra los tóxicos

¿Sabías que el intestino tiene un papel fascinante como barrera protectora frente a sustancias tóxicas? Si piensas en una muralla contra sustancias nocivas externas e internas, piensas en el intestino. No te hablo solo de lo que comemos, sino también de compuestos que nuestro cuerpo genera como parte de procesos metabólicos normales. En este sentido, el intestino actúa como un verdadero filtro inteligente que decide qué entra en el organismo y qué debe ser eliminado. Esta función de defensa se basa en tres mecanismos clave que trabajan de forma conjunta: la microbiota, la secreción de moco y enzimas digestivas, y la conexión directa con el hígado a través del sistema porta.

La microbiota intestinal cumple un papel esencial como primer filtro. Algunas bacterias beneficiosas poseen la capacidad de descomponer compuestos tóxicos en formas menos reactivas o incluso completamente inofensivas. Por ejemplo, ciertas cepas bacterianas metabolizan aminas heterocíclicas presentes en carnes muy cocinadas, que pueden ser cancerígenas, y reducen su toxicidad. Además, ayudan a neutralizar micotoxinas, metales pesados y residuos de pesticidas. Es como si estas bacterias fueran pequeños desactivadores de bombas que identifican las amenazas y las desmantelan antes de que lleguen a las células intestinales.

En segundo lugar, el intestino genera una capa de moco

protectora que actúa como una barrera física. **Esta mucosa impide que sustancias tóxicas, bacterias patógenas o antígenos atraviesen la pared intestinal.** Además, esta capa está enriquecida con enzimas que degradan compuestos tóxicos y evitan que lleguen al torrente sanguíneo. Si la barrera se debilita, como ocurre en situaciones de disbiosis, inflamación o déficit nutricional, el intestino se vuelve permeable, de modo que permite el paso de estas sustancias. ¿Alguna vez te has puesto unas botas viejas y te has calado los pies a los dos minutos? Pues esto es algo parecido: la capa protectora se debilita y los tóxicos se cuelan por todas partes. Es una condición que se asocia con un aumento del riesgo de enfermedades inflamatorias, autoinmunes y metabólicas.

Todo lo que se absorbe en el intestino no va directo al resto del cuerpo; existe un tercer y último filtro diseñado para protegernos. El hígado actúa como una segunda línea de defensa, gracias al sistema porta. Este sistema es una especie de control de seguridad doble: primero la aduana intestinal y luego la aduana hepática. En el hígado, las toxinas solubles se transforman mediante procesos de detoxificación como la glucuronidación o la sulfatación, y se preparan para su eliminación a través de la bilis o la orina. Esta conexión intestino-hígado es muy estratégica, porque incluso los compuestos que escapan al primer filtro intestinal tienen una segunda oportunidad de ser neutralizados antes de afectar órganos vitales.

Cuando todo este sistema funciona correctamente, nuestro cuerpo puede manejar la carga tóxica del día a día sin grandes problemas.

La microbiota actúa como una red de biofiltros, la mucosa intestinal funciona como una muralla inteligente y el hígado termina el trabajo neutralizando los residuos que aún son potencialmente dañinos. Pero, **cuando alguno de estos componentes falla, ese equilibrio tan sofisticado se rompe**. Las bacterias beneficiosas disminuyen, la barrera intestinal se vuelve más permeable y el hígado comienza a recibir una sobrecarga de compuestos que no consigue procesar con la misma eficiencia. En este estado, muchas toxinas que deberían ser eliminadas se reabsorben, circulan más tiempo por el organismo y acaban afectando tejidos sensibles como el cerebro, la piel o el sistema hormonal.

A FONDO: LOS ENEMIGOS DE TU DEFENSA INTESTINAL

Aunque los tres filtros de tu sistema de defensa están muy bien engrasados, tienen enemigos contra los que les es muy difícil luchar. Una dieta pobre en fibra y rica en ultraprocesados debilita la microbiota y un uso repetido e innecesario de fármacos (en especial, antibióticos) ataca directamente a la salud de esos pequeños seres encargados de cuidarte. Además, el estrés crónico y la falta de movimiento físico tampoco les hacen ningún bien.

Esto explica por qué personas con disbiosis intestinal o inflamación crónica suelen presentar también síntomas que, a primera vista, parecen no tener relación con el sistema digestivo. La realidad es que el cansancio persistente, las cefaleas, la niebla mental, los problemas dermatológicos, los desequilibrios hormonales o incluso las alteraciones del ánimo pueden originarse en los intestinos.

Cuando el cuerpo no es capaz de desintoxicarse de forma adecuada, los efectos se sienten en cascada.

Vida larga, intestino sano

Cuidar de tu microbiota es una auténtica estrategia de desintoxicación celular que podrías aplicar todos los días con acciones muy concretas y accesibles.

- Come alimentos ricos en fibra como legumbres, vegetales de hoja verde o frutas enteras para alimentar a las bacterias buenas y favorecer la producción de butirato.
- Incluye antioxidantes presentes en alimentos como los frutos rojos, el té verde o las crucíferas, que neutralizan radicales libres que dañan las células y saturan los sistemas de detoxificación.

- Hidrátate. La hidratación adecuada ayuda a movilizar los productos de desecho hacia su excreción natural.
- Muévete. Mantenernos activos estimula el tránsito intestinal y la circulación linfática, lo que contribuye al proceso de limpieza interna.

Además, algo tan sencillo como reducir el consumo de fármacos innecesarios, leer etiquetas para evitar aditivos tóxicos o priorizar los alimentos frescos sobre los procesados posee un impacto profundo y acumulativo. **Cuando el sistema de limpieza de tu cuerpo está en forma, tu energía mejora, tu mente se aclara y tus células trabajan en un entorno mucho más saludable.** Y, como ya hemos visto, ese entorno tiene el poder de modular incluso cómo se expresan tus genes.

Debes entender que, cuando hablamos de longevidad, la microbiota es una gran protagonista. Estudios recientes han observado que las personas que superan los 90 o 100 años en buen estado de salud tienden a tener una microbiota rica, diversa y equilibrada, con presencia de bacterias productoras de butirato y poca cantidad de cepas inflamatorias. Un ejemplo claro es el de Maria Branyas, que falleció en 2024 a la edad de 117 años, entonces la persona más longeva del mundo. Además de poseer un «genoma privilegiado», un estudio al que se sometió descubrió que contaba con una microbiota intestinal tan joven como la de una niña. Entre todos los habitantes de su intestino, se observó una abundancia de bacterias productoras de butirato, un marcador de salud intestinal, longevidad y baja inflamación sistémica. Su microbiota no solo era rica y variada, sino también funcional, con una capacidad metabólica más que eficiente. ¿El secreto? Nada mágico. Maria llevaba una vida sencilla: comía alimentos frescos, dormía bien, seguía unas rutinas estables, mantenía relaciones afectivas cercanas y cuidaba su entorno emocional. Y eso nos lleva a ti, porque el legado de Maria no consiste solo en admirar sus 117 años, sino en entender qué hizo posible que su cuerpo funcionara con tal vitalidad hasta el final.

Tu intestino también se hereda

Déjame contarte una historia real. Cuando Ana, una mujer de 32 años, se quedó embarazada, comprendió la importancia de su alimentación para el desarrollo saludable del niño que crecía en su barriga. **Consciente de que la dieta materna influye directamente en la composición de la microbiota intestinal del bebé, decidió adoptar hábitos alimenticios que favorecieran este proceso.** Incorporó frutas y verduras frescas a su dieta diaria, ricas en fibra y antioxidantes, para promover el crecimiento de bacterias beneficiosas en el intestino. Además, incluyó alimentos fermentados como yogur natural y kéfir, conocidos por su aporte de probióticos que enriquecen la microbiota intestinal. Esta alimentación equilibrada y rica en fibra mejoró su propia salud digestiva y sentó las bases para una microbiota diversa y saludable en el bebé.

El parto vaginal de Ana facilitó que su hijo, Lucas, entrara en contacto con su microbiota vaginal y fecal, lo que favoreció una colonización inicial con bacterias beneficiosas. **Esta exposición temprana es crucial para el desarrollo de un sistema inmunológico robusto en el bebé.** También evitó duchas con productos antibacterianos en los días previos al parto, ya que sabía que no se trataba de «transmitir suciedad», sino de compartir vida microbiana protectora.

Otro aspecto muy importante es el contacto piel con piel inmediato entre la madre y el recién nacido, una práctica esencial que ofrece múltiples beneficios para ambos y que se puede hacer tanto en partos naturales como en cesáreas. Al colocar al bebé desnudo sobre su pecho, Ana creó una conexión directa que facilitó la transferencia de microorganismos beneficiosos para la microbiota y el sistema inmunológico. Y, gracias a la piel de su madre, Lucas reguló su temperatura, estabilizó sus latidos y se tranquilizó. **Por eso, su transición a la vida fuera del útero fue lo más suave posible.** En el caso de Ana, estos primeros minutos de contacto piel con piel fueron también fundamentales en el terreno emocional: le ayudaron a sentirse más segura, conectada y capaz, y a establecer un vínculo sólido con su hijo desde el primer aliento.

Comprometida con el bienestar de Lucas, Ana optó por la lactancia materna exclusiva durante los primeros seis meses, ya que la leche materna es reconocida por proporcionar todos los nutrientes necesarios para el crecimiento del bebé. Además, contiene anticuerpos que fortalecen su sistema inmunológico y aporta bacterias beneficiosas y oligosacáridos (un tipo especial de azúcar) que actúan como prebióticos. Gracias al contacto piel con piel tras el parto, el cuerpo de Ana facilitó la lactancia y el proceso fue fluido y fácil para ambos. En sus primeras semanas de vida, la microbiota intestinal de Lucas estaba recibiendo todo lo que necesitaba.

Las decisiones informadas de Ana desde su dieta durante el embarazo hasta la elección de la lactancia materna tuvieron una recompensa en el bienestar y la salud de su hijo.

Durante el primer año de vida, Lucas mostró un desarrollo saludable, con un sistema digestivo fuerte, menos cólicos y una menor incidencia que otros niños de enfermedades comunes en la infancia, como infecciones respiratorias o dermatitis. Las decisiones de su madre, que no fueron complejas ni inalcanzables, lo hicieron posible. **Nada habría sido igual sin esos pequeños gestos cotidianos** como priorizar alimentos frescos, evitar el exceso de azúcar, caminar cada día y, sobre todo, confiar en el poder del cuerpo para nutrir, proteger y transmitir salud. Los primeros mil días de vida, desde la concepción hasta los dos años, son una ventana de oportunidad única. Aprovechar ese tiempo no requiere perfección, sino presencia, conciencia y amor. Y Ana, sin saberlo del todo, le estaba regalando a su hijo una base epigenética más fuerte y resiliente para toda la vida.

EN POCAS PALABRAS...

RECUERDA:

1) Llevas dentro un ecosistema vivo que habla con tus genes: tu microbiota es un segundo genoma que influye en cómo se expresan tus genes y puede fortalecerte o desequilibrarte.

2) Una microbiota sana mejora tu digestión y protege tu inmunidad, tu mente y tu metabolismo: desde la regulación del estado de ánimo hasta la prevención de enfermedades crónicas, cuidar tu intestino es cuidar todo tu cuerpo.

3) La disbiosis no es un problema local, sino una alerta sistémica: cuando tu microbiota pierde diversidad, tu cuerpo entero lo nota.

4) La alimentación rica en fibra, prebióticos y organismos vivos (como los presentes en fermentados naturales) es tu herramienta diaria de reparación epigenética: cada plato que eliges alimenta o debilita tu microbiota y manda mensajes a tus células.

5) La longevidad no es solo genética, es una construcción diaria: vivir más y mejor es posible cuando cuidamos lo básico, para nosotros y para los que vendrán.

8

SUPLEMENTOS QUE HABLAN CON TUS GENES

Cada célula de tu cuerpo es como una pequeña central de inteligencia: recibe información del entorno, toma decisiones y ejecuta funciones vitales como producir energía, reparar el daño en el ADN, eliminar residuos o mantener el equilibrio del sistema inmune. Para que todo eso ocurra, necesita determinadas «herramientas moleculares» que le sirven de materias primas: vitaminas, minerales, cofactores, enzimas, antioxidantes... Sin ellas, estos procesos se ralentizan, desorganizan o bloquean por completo, y la fábrica tiene que colgar el cartel de «cerrada». Sin embargo, existe una ayuda a la que podemos acudir para evitar que nuestras fábricas se declaren en huelga; se trata de la suplementación.

La suplementación no busca sustituir lo que tu cuerpo hace de forma natural, sino ofrecerle el apoyo que necesita para llevar a cabo su trabajo con más eficacia.

¿Qué NO es la suplementación? Tomar píldoras porque es moda o comprar suplementos sin criterio porque los has visto en las redes. ¿Qué SÍ es? Una manera precisa de ayudar al cuerpo, sobre todo cuando hay deficiencias, desgaste crónico u otras exigencias, basada en la ciencia y en el conocimiento de que ciertos nutrientes son capaces de influir directamente en cómo se expresan nuestros genes. Porque, como ya hemos visto a lo largo del libro, la genética marca una predisposición, pero es la epigenética lo que activa o silencia esos genes. **La forma en que vives y te nutres es clave, y es aquí donde la suplementación marca una diferencia.** No como un atajo ni como un parche rápido, sino como una herramienta estratégica que se suma a una buena alimentación, un descanso adecuado, un intestino en equilibrio y una mente gestionada.

Muchos de los mecanismos que regulan la expresión genética, como la metilación del ADN o la producción de antioxidantes celulares, dependen de la presencia de ciertas vitaminas, minerales y compuestos bioactivos. **Cuando estos nutrientes faltan, ya sea por una dieta pobre, por estrés crónico o por una condición médica concreta, el sistema comienza a fallar en silencio.** Las células se vuelven menos eficientes, los procesos de reparación se ralentizan y, poco a poco, el cuerpo acumula desgaste. Por eso, cuando hay una necesidad real, la suplementación es importante. No como un reemplazo, sino como una ayuda inteligente que acompaña al cambio de estilo de vida.

Esto no significa que haya que tomar de todo sin pensar.

¡No nos olvidemos del sentido común por el camino! **La clave está en entender para qué sirve cada suplemento, en qué situaciones está indicado, qué dosis son efectivas y seguras, y cómo adaptarlo a tu momento vital.** Igual que no te compras la misma ropa que la persona que tienes al lado, también debes ver qué suplemento necesitas y cuál te sienta bien y se adapta a tu cuerpo y a las situaciones que vives. ¿Para qué querrías un abrigo de plumas si vas a ir a la playa?

Por eso, este capítulo está pensado para ayudarte a distinguir cuándo la suplementación es una aliada real. Veremos qué nutrientes cuentan con un mayor respaldo en el campo de la epigenética y cómo se relacionan con la longevidad, la inmunidad, la salud mental o la prevención de enfermedades. Porque no se trata de tomar algo para sentirte mejor hoy, sino de comprender que tu cuerpo posee una capacidad inmensa de adaptarse, regenerarse y protegerse... Siempre que le des lo que necesita. Y, cuando los hábitos por sí solos no bastan, la suplementación sería esa solución que te acompaña a la hora de decirle a tu cuerpo: «Te escucho, te cuido, y te doy las herramientas para que vuelvas a brillar desde dentro».

Suplementos que no pueden faltar en tu vida

Para conocer exactamente qué suplementos necesitamos, lo ideal es realizar un estudio epigenético. Si tu cuerpo es un pintor capaz de tapar y revelar partes de tu ADN, este estudio te ayudará a saber qué pinceles está usando y cuáles se han quedado viejos y requieren una buena reparación. De esta forma, podemos ir más allá de los síntomas o las modas: veremos cómo están funcionando realmente nuestros genes, qué vías metabólicas estarían comprometidas, qué tipo de envejecimiento celular predomina en el organismo y, sobre todo, qué deficiencias específicas podríamos presentar a nivel molecular. **Con esa información, personalizaremos la suplementación de manera precisa y eficaz**, sin gastar dinero en productos innecesarios ni sobrecargar el cuerpo con lo que no necesita.

El primer paso es saber cómo estás: no puedes ir directo a la solución si no tienes claro dónde hay que aplicarla.

Sin embargo, a pesar de que cada uno tenemos nuestras características, hay una realidad que se repite con frecuencia en consulta. No sé cuántos pacientes han venido a verme con patrones similares de desgaste celular, inflamación crónica de bajo grado y pérdida progresiva de energía metabólica. En ese contexto, **he de reconocer que hay tres suplementos que tienen un lugar merecido en el día a día de casi cualquier persona que desee envejecer mejor**, proteger su ADN y potenciar su rendimiento físico y mental. Lejos de ser una moda, son herramientas con base científica, con efectos reales y medibles sobre nuestras células. Y lo más positivo es que los puedes integrar con facilidad en una rutina saludable.

Pterostilbeno: limpiar lo que no sirve y reforzar lo que sí

Empecemos con el pterostilbeno, un suplemento que cada vez gana más protagonismo en el mundo de la longevidad y el bienestar celular. Este compuesto se encuentra de forma natural en alimentos como los arándanos, las uvas rojas y las almendras, pero lo hace en cantidades tan pequeñas que resulta muy complicado alcanzar una dosis terapéutica solo con la alimentación. Por eso, en la práctica, la forma más efectiva de beneficiarnos de sus propiedades es a través de la suplementación.

A FONDO: EL PRIMO FUERTE DEL RESVERATROL

El pterostilbeno es un primo cercano del resveratrol, un suplemento en auge que quizá ya conozcas. Ambos compuestos pertenecen a la familia de los estilbenos, sustancias naturales con potentes propiedades antioxidantes. Si destaco el pterostilbeno es porque posee una ventaja clave: es mucho más biodisponible, es decir, el cuerpo lo absorbe mejor y lo retiene durante más tiempo. De hecho, algunos estudios han demostrado que puede mantenerse activo en el cuerpo hasta siete veces más que el resveratrol, lo que lo convierte en una opción más eficiente si buscas un efecto sostenido a nivel celular.

¿Qué beneficios tiene el pterostilbeno? Muchísimos. Lo que lo hace tan interesante es su capacidad para actuar directamente sobre los genes implicados en procesos vitales como la reparación del ADN, la protección contra el estrés celular, la regulación del metabolismo energético y la longevidad. Además, estimula las sirtuinas, unas proteínas clave asociadas a la longevidad que ayudan a las células a mantenerse funcionales durante más tiempo.

Este compuesto funciona como un modulador que puede ayudar a activar genes que promueven la salud y silenciar aquellos que contribuyen al deterioro celular.

Su efecto antiinflamatorio y antioxidante ha sido objeto de numerosos estudios. Se ha investigado su potencial para proteger el corazón, mejorar la sensibilidad a la insulina, favorecer la salud del cerebro y reducir el riesgo de enfermedades crónicas como el cáncer o el deterioro cognitivo. **Su capacidad para limpiar lo que no sirve y reforzar lo que sí lo convierte en una herramienta de prevención muy prometedora.**

Ahora bien, si decides incluirlo en tu rutina, es importante que elijas un suplemento de calidad. A continuación te doy algunas claves sencillas para saber si estás comprando un buen producto:

- Que provenga de fuentes naturales fiables, como extractos de arándano o uva.
- Que no contenga aditivos innecesarios ni sustancias artificiales.
- Que se comercialice en cápsulas de liberación controlada o esté combinado con grasas saludables como el aceite MCT (compuesto por triglicéridos de cadena media), para mejorar su absorción.

La dosis recomendada oscila entre 50 y 150 mg al día, pero lo más prudente es empezar con 50 mg diarios, observar cómo responde tu cuerpo y ajustar la dosis si es necesario, siempre con el acompañamiento de un profesional de la salud. Tómalo junto con alimentos que contengan grasas saludables, como un yogur natural, un puñado de nueces o una cucharada de aceite de oliva virgen extra, y mejorarás considerablemente su absorción.

En definitiva, el pterostilbeno es mucho más que un antioxidante; es una herramienta epigenética real, potente y accesible para cuidar tus células, envejecer con vitalidad y prevenir el desgaste silencioso que se acumula con los años. **Incorporarlo a tu día a día puede ser tan fácil como tomarte una cápsula con el desayuno.** Hazlo con conciencia y criterio, y disfruta de saber que estás invirtiendo en tu salud presente y futura.

El NMN, directo a tu batería energética

A pesar de su nombre poco amigable, el NNM o mononucleóti-do de nicotinamida desempeña una función sencilla de entender. Es una molécula precursora (es decir, una sustancia que es necesaria o indispensable para producir otra sustancia a través de reacciones químicas) del NAD+, que es absolutamente esencial para que tus células produzcan energía y reparen daños. **El NAD+ es como la batería interna de tus células; sin él, simplemente no podrían funcionar correctamente.** Lo usas a diario para respirar, para pensar, para moverte e incluso para que el ADN se repare cuando se daña.

El problema es que, con los años, los niveles de NAD+ disminuyen de forma natural, lo que se asocia con el envejecimiento y el deterioro celular. Aquí es donde entra en juego el NMN: al tomarlo como suplemento, proporcionas a tu cuerpo la materia prima que necesita para volver a fabricar NAD+, y de este modo ayudas a que tus células recuperen parte de esa energía y capacidad de reparación que han ido perdiendo. **Aunque parezca un milagro antiedad, es una estrategia respaldada por estudios** que han detectado mejoras en parámetros como la sensibilidad a la insulina, la función mitocondrial (es decir, la eficiencia energética celular) y la salud cardiovascular. Lo más interesante del NMN es que no solo actúa desde el punto de vista energético, sino que también parece proteger la integridad del ADN, potenciar la función cognitiva y apoyar la salud muscular y cardiovascular. En personas mayores, se ha visto que sirve para aumentar la resistencia física y mejorar el perfil metabólico.

En términos prácticos, yo recomiendo tomar el NMN por la mañana, ya que sus efectos están ligados al ritmo circadiano, y ingerirlo de noche podría interferir en ese equilibrio. Además, como ocurre con el pterostilbeno, se absorbe mejor si se acompaña con algo de grasa saludable. En cuanto a la dosis, los estudios en humanos han utilizado rangos que van desde los 500 mg hasta los 1.000 mg diarios.

No hay una dosis única válida para todos, por lo que lo ideal es valorar cada caso según la edad, el estado de salud y los objetivos personales.

En este tipo de suplemento, es importante una pureza superior al 98 % y que sea beta-NMN, puesto que es la forma más activa. Si quieres asegurarte de absorberlo bien, busca una formulación sublingual, en la que lo tomas poniéndolo bajo la lengua, o con tecnología liposomal, donde el compuesto viene en una cápsula formada por grasas. El NMN es algo inestable y cualquiera de estas dos formas mejora considerablemente su absorción. También es importante que contenga certificaciones como la de GMP (Good Manufacturing Practice), que garantiza que lo que pone en la etiqueta se encuentra en el producto.

En resumen, si el pterostilbeno ayuda a activar rutas de defensa, el NMN ofrece el combustible necesario para que esas rutas funcionen con eficiencia. Es un aliado muy interesante en un enfoque epigenético integral.

La quercetina, protección contra las células zombis

Hablemos ahora de la quercetina, un compuesto que está ganando cada vez más reconocimiento en la medicina preventiva y la longevidad. **La quercetina es un flavonoide natural, es decir, una molécula presente en plantas que posee efectos beneficiosos en nuestro cuerpo.** Se encuentra en abundancia en alimentos cotidianos como las manzanas, la cebolla roja, el brócoli, las alcaparras, el té verde o algunas frutas como los arándanos. De hecho, es probable que la hayas estado consumiendo en pequeñas dosis sin saberlo.

Lo que hace especial a la quercetina no es solo su función como antioxidante, sino su potencial como senolítico natural. ¿Qué significa esto? Que ayuda a eliminar del cuerpo las células senescentes, también conocidas como *células zombis*. Sí, por aterrador que suene, este tipo de células existe y también están en tu cuerpo. La buena noticia es que, como en todas las películas de terror, siempre hay un camino para acabar derrotando a los malos.

Las células zombis son células envejecidas o dañadas que, en lugar de morir como deberían, permanecen en el organismo en estado de disfunción.

Estas células ya no cumplen su función, pero tampoco se van: se quedan ahí, emitiendo señales inflamatorias que afectan al tejido que las rodea, acelerando el proceso de envejecimiento y favoreciendo la aparición de patologías crónicas como la diabetes, enfermedades cardiovasculares e incluso algunos tipos de cáncer. Son como vecinos ruidosos que no limpian y tampoco trabajan, pero contaminan todo el ambiente. **Si la quercetina resulta fundamental es porque actúa como el equipo de limpieza que ayuda a desalojarlas.** Al hacerlo, reduce la inflamación de bajo grado —esa inflamación silenciosa que muchas veces no se nota, pero que daña lentamente nuestros tejidos—, mejora la función celular general y promueve un entorno biológico más equilibrado y eficiente. Fuera zombis, bienvenidas células sanas.

Pero eso no es todo: la quercetina también se ha estudiado por su efecto positivo en el sistema inmunitario. Su presencia contribuye a modular la respuesta inmunológica, porque fortalece las defensas del organismo y reduce el riesgo de reacciones inflamatorias exageradas, como las de procesos autoinmunes o infecciones virales complejas. De hecho, durante los últimos años, algunos estudios han destacado su potencial antiviral al demostrar que puede interferir en la replicación de ciertos virus y favorecer una mejor recuperación.

En términos de longevidad y salud epigenética, **la quercetina ha demostrado capacidad para influir en la expresión de genes relacionados con la inflamación, el estrés oxidativo y la supervivencia celular**. Y, como ya sabes, mantener esos genes bien modulados es una de las claves para vivir más y mejor.

Ahora, la pregunta es cómo incorporar a tu vida este compuesto todoterreno. Aunque está presente en tu dieta, los estudios que han observado efectos senolíticos reales lo han hecho con dosis más altas de las que se obtendrían solo con alimentos. Por esta razón, en contextos específicos como envejecimiento acelerado, procesos inflamatorios crónicos o estrategias terapéuticas de apoyo, es muy útil considerar la suplementación con quercetina.

Como siempre, lo ideal es personalizar la dosis según los resultados epigenéticos, pero las dosis varían entre 500 y 1.000 mg al día en una o dos tomas.

Para elegir un suplemento de buena calidad, te recomiendo revisar tres aspectos:

- Que venga en forma de quercetina fitosomada o esté combinada con bromelina, ya que esto mejorará su absorción.

- Que en el etiquetado se indique claramente su contenido por cápsula, idealmente entre 250 y 500 mg por dosis.
- Que el producto cuente con certificados de análisis o de buenas prácticas de fabricación (GMP).
- Que, dentro de lo posible, no lleve aditivos innecesarios.

No lo olvides: no se trata de tomar quercetina como un atajo, sino de usarla como una herramienta estratégica para que tu cuerpo funcione mejor por dentro y por fuera.

Falsos mitos sobre suplementos

Si me preguntasen cuál es el mayor reto al hablar de suplementación, diría que es derribar todos los mitos que circulan alrededor de este tema, con los que me encuentro a menudo en consulta. Muchas veces, cuando algo se presenta como «natural» o «saludable», tendemos a asumir que no hay riesgos ni límites, pero nos estamos confundiendo, ¡y de qué forma! **Los suplementos pueden repercutir en la expresión genética, y por eso es esencial comprender que más no siempre es mejor, y que la clave está en el equilibrio y la personalización.** La suplementación no debería verse como una vía rápida para estar sanos, sino como una herramienta inteligente que, bien utilizada, potencia los procesos naturales del cuerpo. No obstante, como toda herramienta poderosa, precisa de sentido común y conciencia, y eso empieza por cuestionar lo que creemos saber. Así que te voy a desvelar los falsos mitos más importantes sobre los suplementos.

«Cuanto más, mejor»

Tomar un suplemento sin saber para qué lo necesitas es como echar gasolina en un coche sin mirar si el depósito ya está lleno. Puede que sea una opción acertada... o puede que provoques un desbordamiento. Y, en el cuerpo, ese desbordamiento suele traducirse en inflamación, alteración hormonal o silenciamiento de genes protectores. Por eso es tan importante combatir el mito del «cuanto más, mejor», probablemente el más extendido y peligroso.

Muchas personas creen que, si un poco de magnesio o vitamina D es bueno, tomar el doble o el triple será aún mejor. La lógica parece sencilla, pero es errónea. El cuerpo humano funciona bajo principios de equilibrio: todos los sistemas fisiológicos, desde el nervioso hasta el inmunológico, necesitan cantidades específicas de nutrientes para trabajar de forma óptima.

Ir más allá de las cantidades óptimas no solo no aporta beneficios, sino que podría tener consecuencias negativas reales.

Es importante que entiendas que toda sobrecarga puede ser dañina. Por ejemplo, un exceso de minerales como el hierro o el selenio los convierte en elementos tóxicos. El hierro en altas concentraciones es capaz de promover la formación de radicales libres, que dañan las membranas celulares y aceleran el envejecimiento. El selenio, por su parte, llega a tener un efecto prooxidante si se acumula, que es el contrario al buscado. **Además, la sobredosificación de ciertos suplementos generaría interacciones negativas entre nutrientes y bloquear su absorción o provocar desequilibrios secundarios.** Por ejemplo, tomar dosis altas de zinc de forma prolongada reduce los niveles de cobre y alterar funciones enzimáticas importantes. En el caso de la vitamina D, su exceso podría alterar el metabolismo del calcio y, en casos extremos, generar calcificaciones en tejidos blandos, lo que afectaría a órganos como los riñones o el corazón.

A FONDO: EQUILIBRIO HASTA EN LA OXIDACIÓN

A veces, hemos oído tan a menudo que algo es malo para nuestro cuerpo que asumimos que debemos eliminarlo por completo. Eso ocurre, por ejemplo, con la oxidación. Sin embargo, tu cuerpo utiliza ciertas cantidades de estrés oxidativo como señal para activar genes que reparan el ADN o fortalecen las defensas. Si esos mensajes se bloquean de forma constante por una ingesta excesiva de antioxidantes, el resultado puede ser una hipoprotección, con lo que las células pierden su capacidad de respuesta ante desafíos. Es como si silenciaras la alarma de incendios sin apagar el fuego. Y todo por haber creído que no había un límite en la cantidad de antioxidantes que el cuerpo necesita.

Lo más importante es entender que la suplementación no debe basarse en modas ni en recomendaciones genéricas.

Cada persona tiene un contexto distinto: genética, estado de salud, alimentación, nivel de actividad, estrés, edad... Todo influye. **Por eso, lo verdaderamente inteligente no es tomar más, sino solo lo que necesitas.** Y, para eso, la epigenética nos ofrece una brújula: permite identificar desequilibrios, detectar riesgos potenciales y ajustar la suplementación de forma precisa y con propósito. La clave no es exagerar, sino afinar. Porque, cuando afinamos, reescribimos la biología a nuestro favor.

«Si es natural, es inocuo»

Este es otro mito muy instalado cuando se habla de salud, y también uno de los más peligrosos. **Repite conmigo: que algo provenga de una planta, un fruto o una raíz no lo convierte automáticamente en seguro.** ¿Acaso no hay un millón de plantas venenosas capaces de causar la muerte o enfermedades graves? El hecho de que un suplemento tenga un origen natural no elimina la posibilidad de efectos secundarios, interacciones con medicamentos o reacciones no deseadas. La naturaleza está llena de compuestos potentes que pueden ser curativos o tóxicos dependiendo de la dosis, el contexto biológico de quien los consume y cómo se administren.

Tomemos el caso de la cúrcuma. Administrada en la dieta, posee unos efectos antiinflamatorios beneficiosos, pero, en extractos concentrados como es la curcumina, podría generar molestias gastrointestinales, alterar la absorción de hierro o incluso interferir en medicamentos para la coagulación. Otro ejemplo clásico es la vitamina A. Es fundamental para la salud visual, la piel y el sistema inmunitario, pero en exceso —sobre todo en suplementos— puede ser tóxica, generar daño hepático o provocar alteraciones en el embarazo. Son solo dos de incontables ejemplos que explican bien que el origen natural no justifica una administración desinformada ni indiscriminada.

La clave no está en temer lo natural, sino en respetarlo para usarlo con criterio.

La naturaleza ofrece compuestos maravillosos que son capaces de potenciar tu salud y regular la expresión de tus genes de forma positiva, pero necesitas saber cuándo, cuánto y de qué forma. ¿Y cómo conseguimos eso? Lo has adivinado: a través de un enfoque personalizado y basado en la evidencia. Igual que no te automedicarías con un fármaco sin indicación médica, tampoco deberías autosuplementarte solo porque algo viene de una planta. **Incluso en la naturaleza, la diferen-**

cia entre remedio y veneno siempre ha estado en la dosis, el momento y el contexto.

«Con una buena dieta no necesito suplementarme»

¡Cómo me gustaría que esto fuera cierto! En un mundo ideal, donde los suelos fuesen ricos en minerales y los alimentos se cultivaran sin pesticidas, maduraran al sol y se consumieran al poco de ser recolectados, es probable que una alimentación equilibrada bastase para cubrir todas nuestras necesidades. Y sí, estoy contigo, es un escenario deseable, pero debemos afrontar que la realidad actual es muy distinta. Hoy, muchos de los alimentos que llegan a nuestro plato han perdido buena parte de su densidad nutricional debido a prácticas agrícolas intensivas, procesos de almacenamiento prolongados, transporte a larga distancia y métodos de cocción que destruyen parte de sus nutrientes.

Por si eso fuera poco, nuestras vidas son muy diferentes a las de hace unas décadas. ¿O te ves capaz de decir que llevas una vida idílica, sin agobios, tóxicos, estrés o sedentarismo? **El estrés crónico, la falta de sueño y de movimiento, la contaminación, el exceso de pantallas o los ritmos irregulares generan una demanda biológica que nuestra alimentación no puede satisfacer.** Ante tantos enemigos, el cuerpo necesita más recursos para adaptarse, defenderse y repararse. Como en un videojuego, precisamos esa ayuda extra si queremos superar el nivel difícil en el que nos ha tocado jugar la partida.

Por este motivo, aunque comas relativamente bien, los recursos de la alimentación son insuficientes.

Por si fuera poco, cada persona vive en un contexto único. Hay organismos que arrastran deficiencias desde la infancia, personas con una menor capacidad de absorción intestinal, mujeres con pérdidas mayores de hierro o magnesio, otras que han tomado antibióticos con frecuencia o, simplemente, existen etapas de la vida como el embarazo, el envejecimiento o la menopausia donde las necesidades cambian. A esto se suma otro detalle clave: **algunos nutrientes tienen un efecto terapéutico a partir de ciertas dosis que es difícil de alcanzar solo con la dieta**. Por ejemplo, para obtener una dosis efectiva de omega-3 EPA y DHA a través de la ingesta de pescado, deberías consumirlo varias veces por semana, lo cual no siempre es viable ni sostenible. Lo mismo ocurre con el magnesio, el resveratrol o la vitamina D, especialmente en zonas con poca exposición solar.

Entonces ¿cuál es la respuesta? ¿Debemos reemplazar los alimentos por cápsulas? Claro que no. No somos astronautas aislados en una estación espacial que tienen que alimentarse a base de pastillas concentradas e insípidas. **La base de la salud**

sigue siendo una dieta real, variada, colorida y rica en fibra, pero en determinados momentos tal vez necesitemos una ayuda extra para recuperar el equilibrio o activar ciertos procesos biológicos. Ahí es donde los suplementos bien seleccionados y utilizados podrían marcar una gran diferencia.

Complementar no es un lujo, sino una forma inteligente de prevenir, optimizar y sanar.

El enfoque más sensato no es elegir entre comer bien o suplementarse, sino saber cuándo una cosa potencia la otra. No hay que depender de los suplementos, pero tampoco descartarlos solo porque ya tengas una dieta completa.

«Si me siento bien, no los necesito»

Este pensamiento es uno de los más frecuentes y, a la vez, más peligrosos. Nos han enseñado que solo debemos intervenir cuando algo va mal, cuando aparece un síntoma, una molestia o una enfermedad. Sin embargo, la salud no funciona así. Muchas veces, el cuerpo puede estar funcionando a medias sin que nos demos cuenta.

Sentirse bien no siempre significa estar bien.

La epigenética nos enseña que los cambios en la expresión de los genes pueden estar ocurriendo silenciosamente, mucho antes de que los síntomas aparezcan. **A menudo, cuando acude un paciente a consulta porque presenta algún síntoma, acabamos dándonos cuenta de que es resultado de un proceso que lleva mucho tiempo desarrollándose.** Un déficit de vitamina D, por ejemplo, podría estar afectando al sistema inmunológico, al metabolismo óseo o al estado de ánimo sin que la persona lo perciba. De la misma forma, un desequilibrio en la microbiota intestinal es capaz de generar una inflamación de bajo grado que, aunque no se nota de forma inmediata, influye en el peso, la energía y hasta en la salud cerebral.

Además, como he dicho en varias ocasiones, vivimos en una época donde el entorno y el estilo de vida nos exigen más que nunca, y todo esto genera una demanda biológica constante. Por eso, el uso consciente y bien planteado de suplementos no es una señal de debilidad ni una obsesión malsana por lo saludable, sino una herramienta de apoyo. **Sirven para prevenir, para optimizar, para cuidar lo que no vemos.** Son como un cinturón de seguridad: no esperas al accidente para ponértelo, lo usas antes, por si acaso.

Así que, si te sientes bien, ¡genial! Eso significa que estás vas por el buen camino. No obstante, es posible que, con un poco más de información, puedas descubrir pequeños ajustes —incluyendo ciertos suplementos específicos— que te ayuden a mantener ese estado e incluso a mejorar tu energía, tu claridad mental, tu calidad de sueño o tu capacidad para recuperarte del estrés. Porque la verdadera salud no es solo no estar enfermo, sino sentirse bien, prevenir y evolucionar cada día.

EN POCAS PALABRAS...

RECUERDA:

1) La suplementación es una manera precisa de ayudar a tu cuerpo dándole las materias primas que necesita para funcionar con precisión y eficiencia.

2) Algunos suplementos son capaces de marcar un antes y un después en tu salud celular: usados con sentido, ciencia y propósito, el pterostilbeno, la quercetina y el NMN pueden ser tus mejores aliados.

3) Más no siempre es mejor: en suplementación, la clave está en la dosis justa, el momento adecuado y la necesidad real. Tu cuerpo agradece la precisión, no el exceso.

4) No todo lo natural es inocuo ni necesario: escucha a tu cuerpo, infórmate y personaliza. La naturaleza es poderosa y, como toda herramienta potente, hay que saber usarla.

5) Una buena dieta es la base, pero no siempre suficiente: suplementarse no es rendirse, sino reforzarse. En un mundo lleno de carencias invisibles, la suplementación inteligente es una forma de prevención, de apoyo y de cuidado a largo plazo.

9

TECNOLOGÍA Y FUTURO: CÓMO MEDIR TU EPIGENOMA

¿Recuerdas cuando la idea de un reloj que midiera tu sueño o una pantalla que te conectase en directo con tus seres queridos parecía ciencia ficción? La tecnología ha avanzado mucho desde entonces, y la innovación médica lo hace con ella. Hoy, está entrando en terrenos cada vez más profundos de nuestro cuerpo, no para invadirlo ni controlarlo, sino para escucharlo de verdad. **Vivimos un momento histórico en el desarrollo de la tecnología para la salud.** Ahora podemos obtener información que va más allá de lo que sentimos, más allá de lo que se ve en una analítica rutinaria o en un chequeo anual.

Hasta hace poco, la medicina preventiva se basaba en síntomas visibles o en marcadores clásicos como el colesterol, la glucosa o la tensión arterial. ¿Te sale algo mal en la analítica? Lo miramos. ¿Tienes dolor en una parte específica del cuerpo? Lo tratamos. Sin embargo, la ciencia ha avanzado y ya ha llegado el momento en el que podemos detectar si nuestro cuerpo envejece más rápido de lo que debería, si hay inflamación de bajo grado incluso sin dolor, si ciertos mecanismos de defensa están apagados o si nuestra capacidad de reparación celular se encuentra bajo mínimos. Por primera vez, la medicina logra explorar todas esas posibilidades antes de que aparezca una enfermedad, cuando aún estás a tiempo de actuar.

Esta nueva forma de entender la salud nos permite pasar de una medicina reactiva, que actúa cuando algo falla, a una medicina proactiva y personalizada.

Los últimos avances médicos nos han enseñado qué hacer para vivir más años y con mayor calidad. **Quiero mostrarte cómo la ciencia de vanguardia nos da acceso a respuestas que antes solo podíamos intuir.** Sin obsesionarnos con cada parámetro, podemos aprender a interpretar los mensajes que el cuerpo está enviando y acceder a herramientas epigenéticas concretas para actuar sobre ellos y mejorar la longevidad y el bienestar. Porque no se trata solo de añadir años a la vida, sino de añadir vida a los años.

Herramientas y test para conocer tu salud epigenética

Como vimos al principio del libro, los mecanismos epigenéticos más importantes son herramientas esenciales que utiliza el cuerpo para regular el funcionamiento de los genes. Hablamos de procesos como la metilación del ADN, la acetilación de histonas y los ARN no codificantes sobre los que leíste en el capítulo 2. No, no te voy a hacer un examen: no necesitas memorizarlos, solo recordar que estos mecanismos funcionan como interruptores que encienden o apagan genes según lo que el cuerpo necesita en cada momento.

Hoy en día, existen estudios epigenéticos muy específicos que se emplean en el contexto médico. Por ejemplo, en oncología, profundizan en cómo ciertos genes relacionados con el cáncer se activan o se silencian, y permiten personalizar tratamientos en función del perfil molecular del paciente. No obstante, más allá de las aplicaciones clínicas más complejas, **quiero que entiendas que también existen test epigenéticos accesibles, pensados para personas sanas o con molestias leves** que buscan prevenir, optimizar y conocer mejor cómo están funcionando sus sistemas biológicos. Son una especie de ITV del organismo para comprobar si todo marcha correctamente o si hay algún detalle por el que merece la pena sacar las herramientas para repararlo.

Estos estudios no se enfocan tanto en encontrar una enfermedad, sino en examinar cómo está actuando tu epigenética a través de la interacción de distintos factores.

Para ello, estos test miden cómo influyen en tu organismo tu nutrición, tu calidad del sueño, el estado de tu microbiota, tus niveles de inflamación o tu capacidad antioxidante. La clave está en que, en lugar de considerar solo tus genes, analizan los moduladores epigenéticos, es decir, las señales que indican si tus hábitos están activando genes beneficiosos o, por el contrario, se dedican a promover un envejecimiento acelerado, una inflamación crónica o un desequilibrio hormonal. Lo interesante es que no solo muestran qué está ocurriendo en el cuerpo, sino que te permiten ver cómo lo expresas en tu cuerpo y tu salud real. Si no eres solo tus genes, necesitas unas pruebas médicas que también analicen más allá de ellos.

Gracias a esta información, es posible diseñar un plan de acción verdaderamente personalizado que responda a todas tus preguntas:

- ¿Qué cambios te conviene hacer en tu alimentación?
- ¿Cómo deberías enfocar tu rutina de descanso?
- ¿Qué nutrientes te faltan?
- ¿Qué tipo de suplementación puede ayudarte a recuperar el equilibrio?
- ¿Qué herramientas sirven para gestionar el estrés?

Esa, para mí, es la revolución real: pasar de suposiciones generales a decisiones concretas basadas en tu biología. **Al final, lo más valioso no es solo conocer tus genes, sino aprender a tratarlos para que trabajen a tu favor.** Más que la información en sí, lo más poderoso de un estudio epigenético es lo que podemos hacer con ella. Porque aquí está la clave: somos diferentes. Lo que le funciona a otro no tiene por qué funcionarte a ti. Y, aunque muchas veces compartimos síntomas parecidos —fatiga, digestiones pesadas, insomnio, dificultad para controlar el estrés—, las causas de fondo pueden ser completamente distintas.

Un estudio epigenético pone nombre y apellidos a esas causas, por lo que te permite dejar atrás las recomendaciones genéricas y diseñar un plan 100 % personalizado.

Cuando sabes qué genes son más vulnerables, qué nutrientes necesitas reforzar, cómo responde tu cuerpo al estrés o cómo está tu capacidad antioxidante, serás capaz de adaptar tu alimentación, tu suplementación, tu descanso y tu actividad física de forma mucho más eficiente. Ahí radica la diferencia entre probar cosas al azar y acertar a la primera. Es como pasar de usar una linterna a encender las luces de todo el cuarto: de repente, todo se ve más claro y los pasos que debes dar se vuelven evidentes.

¿Cómo se lleva a cabo un estudio epigenético?

No me lo digas: te estás imaginando cables y tubos, máquinas pitando y mucha parafernalia médica. Nada más lejos de la realidad. En efecto, **existen varias formas de obtener una muestra epigenética válida, y todas ellas tienen algo en común: son sencillas, cómodas, nada invasivas y completamente seguras**. Se realizan a través de saliva, cabello, sangre o incluso heces, dependiendo del tipo de información que se desee obtener y de la tecnología empleada por el laboratorio. No hay una mejor que otra en términos absolutos; cada método tiene su propia utilidad, precisión, coste y técnica de análisis. De un modo u otro, todos nos permiten obtener un retrato bastante fiel del estado interno del cuerpo sin hacernos pasar por el mal trago del quirófano o las pruebas dolorosas. ¿No te parece una auténtica revolución?

En consulta, una de las herramientas que más utilizo y que más sorprende a los pacientes por su utilidad es el análisis del cabello. ¿Por qué le doy tanta importancia? Muy sencillo: por su excelente relación calidad-precio. A través de una pequeña muestra de cabello, obtenemos una radiografía funcional del organismo muy difícil de lograr con otros estudios convencionales. **Este tipo de test nos permite analizar hasta 98 biomarcadores diferentes, ya que abarca áreas fundamentales para la salud.** Entre ellos encontramos vitaminas y minerales esenciales para el funcionamiento celular, aminoácidos clave en la síntesis de neurotransmisores y en el rendimiento muscular, ácidos grasos que nos hablan del equilibrio entre inflamación y antiinflamación en el cuerpo, componentes relacionados con el microbioma intestinal, tóxicos ambientales y metales pesados que podrían estar interfiriendo silenciosamente en nuestro bienestar... Incluso es posible recopilar información sobre la carga electromagnética, un aspecto cada vez más relevante en un mundo hiperconectado.

Al saber cómo están funcionando nuestros sistemas, nos alejamos de enfoques peligrosos como el de «me lo ha recomendado un amigo» o «he visto en las redes que esto es buenísimo».

Además del test de cabello, existen otros tipos de pruebas que también resultan muy interesantes para conocer en profundidad nuestro estado biológico, aunque suelen tener un precio más elevado. Una de las más innovadoras y prometedoras en este campo es la de los llamados *relojes epigenéticos*, que han cambiado la forma en que entendemos el envejecimiento humano. Si te pregunto hoy cuántos años tienes, me dirás tu edad cronológica, la que figura en tu documento de identidad. Sin embargo, gracias a los avances en epigenética, sabemos que la edad real del cuerpo, que determina cómo funcionan tus células, tu energía, tu capacidad de recuperación y tu riesgo de enfermedad, no siempre coincide con la edad cronológica. Hay personas que, a sus 50 años, mantienen una biología vibrante, como si sus células tuvieran apenas 35. Y también ocurre lo contrario: individuos de 40 años que, debido a factores como el estrés crónico, la mala alimentación, la falta de sueño o la exposición continua a tóxicos, presentan un envejecimiento acelerado, con un cuerpo que funciona como el de alguien de 55. **Por eso necesitamos un nuevo tipo de relojes, capaces de medir no cuántos años has vivido, sino cómo te ha afectado realmente el paso del tiempo.**

¿Cómo conseguimos medirlo? A través de unos test epigenéticos que analizan los patrones de metilación del ADN. A medida que envejeces, el patrón de metilaciones en tu ADN se modifica de manera bastante predecible. Al estudiar miles de estos cambios específicos, los científicos pueden calcular con gran precisión cuál es tu edad biológica, es decir, la edad que tus células reflejan internamente. Así, aunque tu DNI diga que has cumplido los cincuenta, si tus células siguen hechas unas jovenzuelas, el test sabrá captarlo. La aplicación práctica de estos relojes epigenéticos va mucho más allá de la simple curiosidad, porque te permite saber cómo estás y cómo estarás.

Además de darte una imagen de tu estado hoy, estos test son una gran herramienta de seguimiento para monitorizar el efecto real de tus hábitos de vida.

Otra manera muy práctica de acercarnos al estado epigenético del organismo es la medición de biomarcadores específicos en sangre o en orina. Como el análisis del cabello, tampoco son mediciones directas del ADN o de sus marcas epigenéticas, pero nos aportan información muy valiosa sobre el estado de los procesos celulares regulados epigenéticamente. **Es una forma indirecta, pero muy efectiva, de leer lo que está ocurriendo en tu biología profunda.** Si quieres realizarte un estudio de este estilo, los siguientes parámetros no deben faltar en tu analítica:

- Homocisteína: es un aminoácido que se produce como parte del metabolismo normal, pero que podría considerarse una señal de alerta cuando sus niveles en sangre son elevados. Una homocisteína alta suele reflejar un mal funcionamiento en las rutas de metilación, un proceso epigenético esencial para la reparación del ADN, la regulación de genes, la producción de neurotransmisores y la desintoxicación celular. Si no se corrige, la homocisteína elevada puede aumentar el riesgo de enfermedades cardiovasculares, deterioro cognitivo y envejecimiento prematuro.
- Glutatión reducido (GSH): el glutatión es considerado el antioxidante maestro dentro de nuestras células, ya que nos protege frente a los radicales libres, favorece la eliminación de tóxicos y apoya el correcto funcionamiento de nuestro sistema inmunológico. Una disminución en los niveles de glutatión puede indicar estrés oxidativo,

inflamación crónica o un aumento de la carga tóxica en el organismo.

- Proteína C reactiva ultrasensible (PCR-us): es un marcador fiable de inflamación de bajo grado, un tipo de inflamación silenciosa que podría tardar años en dar síntomas claros, pero que ejerce un papel crucial en el desarrollo de enfermedades crónicas como diabetes, hipertensión, enfermedades autoinmunes o neurodegenerativas. Detectar a tiempo una elevación de PCR-us permite tomar medidas para modular la inflamación antes de que cause daños mayores.

- Cortisol y dehidroepiandrosterona (DHEA): estos dos biomarcadores reflejan el equilibrio del eje estrés-recuperación, conocido como el *eje hipotálamo-hipófisis-adrenal*. Mientras que el cortisol es la principal hormona del estrés, necesario en pequeñas dosis, pero muy perjudicial cuando está crónicamente elevado, la DHEA actúa como un modulador positivo de la respuesta al estrés. Tiene propiedades anabólicas, porque ayuda a construir y reparar los tejidos del cuerpo, y antiinflamatorias. Un desequilibrio entre el cortisol y la DHEA indicaría que tu cuerpo está viviendo en un estado de estrés crónico, algo que, a nivel epigenético, apaga genes reparadores y la activación de genes proinflamatorios.

- Coenzima Q10: su presencia es tan crucial que se encuentra en todas las células del cuerpo, sobre todo en aquellas que más energía consumen, como las del corazón, el cerebro, el hígado y los músculos.

- Ácidos orgánicos en orina: el análisis de ácidos orgánicos en una simple muestra de orina nos ofrece una visión funcional del estado mitocondrial, digestivo y neurológico. Nos indicaría si tu cuerpo está produciendo suficiente energía, si tu flora intestinal está equilibrada, o si hay deficiencias en vitaminas del grupo B o alteraciones en neurotransmisores como la serotonina o la dopamina.

- Hemoglobina glicosilada (HbA1c): refleja el promedio de los niveles de azúcar en sangre durante los últimos tres meses, lo que proporciona información crucial sobre el control metabólico.

Muchos de mis pacientes me preguntan a quién le recomendaría realizarse un estudio epigenético y con qué frecuencia. Mi respuesta es clara: a todo el mundo. Este es un examen que nadie debe suspender, porque independientemente de los resultados habrás ganado opciones para trabajar en tu salud.

La información que proporcionan estos estudios es beneficiosa para cualquier persona, sana o enferma.

La epigenética va mucho más allá de un simple diagnóstico para atajar enfermedades concretas y ofrece una fotografía dinámica de cómo tus hábitos, tu entorno y tus decisiones diarias modulan la expresión de tus genes en directo. Tu salud presente y futura puede estar escondida en esos datos. No obstante, hay situaciones en las que este tipo de análisis se vuelve especialmente recomendable. Si tienes antecedentes familiares de enfermedades crónicas, si estás sometido a altos niveles de estrés, si experimentas problemas de descanso nocturno, cansancio persistente, alteraciones digestivas o infecciones de repetición, o si estás en pleno proceso de cambios significativos en tu estilo de vida, hazte un estudio epigenético. Tal vez marque la diferencia entre actuar a tiempo o reaccionar demasiado tarde.

DE LA CIENCIA **A LA PRÁCTICA**

Cambiar de trabajo, mudarse a otra ciudad, perder un empleo o recibir un ascenso, cortar con una pareja, dejar de ir al gimnasio o, al contrario, doblar las sesiones de ejercicio... Estos «cambios en el estilo de vida» de los que a veces hablamos los médicos pueden ser algo tan concreto y común como esos ejemplos. A veces pasan sin que nos demos cuenta y acabamos notando los síntomas antes de haber asimilado que nuestra vida ya no es la de ayer. Incluir estudios epigenéticos de seguimiento en tu rutina médica te ayudará a identificar cambios y a reaccionar a tiempo.

¿Cada cuánto deberías realizarte este tipo de evaluación? Mi consejo es que lo hagas al menos una vez al año. De esta manera, no solo detectarás a tiempo posibles desviaciones, sino que también podrás medir de forma objetiva el impacto de tus intervenciones en la alimentación, el ejercicio, la gestión del estrés y otros aspectos clave de tu estilo de vida.

Invertir en tu salud epigenética es invertir en tu longevidad, vitalidad y, sobre todo, en tu capacidad para vivir mejor cada etapa de tu vida.

¿Cómo será tu salud en el futuro de la medicina personalizada?

A ver cuánto te suena este esquema: si te duele algo, vas al médico; si tienes un síntoma, te haces una prueba, y, si el diagnóstico es claro, comienzas el tratamiento. Es la lógica que ha seguido la medicina durante muchos años, pero presenta un problema. En demasiadas ocasiones, cuando los síntomas aparecen, el proceso interno que los provocó ya lleva varios años en marcha y, además, el remedio que se usa es igual para todos. ¡Error! Cada cuerpo es único, y tratar a todos igual no siempre funciona.

Hoy, esto está empezando a cambiar. **Estamos entrando en una nueva era: la era de la medicina de precisión, donde la epigenética está justo en el centro.** Queremos vivir más años, pero hacerlo con vitalidad y con energía; queremos curar el dolor y las enfermedades crónicas, pero nos parece aún mejor evitar que aparezcan, y deseamos mantener la independencia física y mental el mayor tiempo posible. Pedimos mucho, pero lo hacemos porque sabemos que disponemos de las herramientas para conseguirlo. El primer paso es conocerse bien: saber cómo funciona tu cuerpo, qué necesita, qué le hace bien y qué lo desregula.

Inteligencia artificial personalizada

Una de las grandes promesas en este camino hacia la medicina de precisión es la integración de la epigenética en la inteligencia artificial. Hasta hace poco, entender cómo funcionaba nuestro cuerpo a nivel molecular era algo reservado a laboratorios especializados. Hoy, gracias a los avances tecnológicos, esa información puede estar al alcance de cualquier persona y ser interpretada por sistemas inteligentes capaces de ver lo que a simple vista no se percibe. Y, mejor aún, capaces de contártelo para que tú también lo veas.

Imagina por un momento un algoritmo que recopila y procesa millones de datos sobre ti: tus análisis de sangre, tus niveles hormonales, cómo duermes, qué comes, cuánto te mueves, cómo responde tu sistema al estrés e incluso el estado de tu microbiota intestinal. Una enorme carpeta de datos con tu nombre y apellidos a la que no se le escapa un detalle. Esto, integrado en tu perfil genético y epigenético, ofrecería una visión global, dinámica y viva de tu organismo. **Un retrato en movimiento de tu salud.** Y aquí viene lo mejor: lo realmente innovador es que estos sistemas son capaces de anticiparse a lo que aún no ha ocurrido, es decir, detectar patrones que indiquen una tendencia hacia una condición crónica sin que haya síntomas. Por ejemplo, podrían identificar una inflamación de bajo grado antes de que derive en fatiga persistente, alteraciones del estado de ánimo, aumento de peso o envejecimiento acelerado, o notar una disminución progresiva en la expresión de genes reguladores hormonales, para así anticipar posibles alteraciones tiroideas o metabólicas que aún no se han manifestado clínicamente.

La inteligencia artificial puede ser la voz de alerta que te avisa de qué te va a ocurrir, pero también tu asesor de salud personalizado en tiempo real.

En lugar de dar consejos genéricos, este algoritmo estudia tu caso concreto y, como el mejor detective privado, crea recomendaciones adaptadas a tu cuerpo y a tu contexto. Te dirá, por ejemplo: «Tu calidad de sueño anoche fue más baja de lo habitual y tus niveles de variabilidad de frecuencia cardiaca indican que tu sistema nervioso simpático está más activo. Hoy sería recomendable reducir la carga de entrenamiento y priorizar alimentos ricos en triptófano y magnesio. A las 14.30 recibirás un pico de cortisol; una caminata suave al aire libre te ayudaría a compensarlo». Sabiendo todo esto, podrás actuar en consecuencia y evitar que la situación se agrave.

Para hacerlo más tangible, pongamos un ejemplo: Lucas tiene 38 años, lleva una vida activa, come «más o menos bien» y usa un dispositivo que combina sensores biométricos con inteligencia artificial y análisis epigenético. Un martes cualquiera, su *app* le avisa: «Se ha detectado una reducción del 18 % en la expresión de genes relacionados con la detoxificación hepática, junto con un aumento leve pero sostenido en tus niveles de marcadores inflamatorios. Este patrón suele preceder a procesos digestivos e inmunológicos. Sugerencia para los próximos tres días: evita alcohol y alimentos ultraprocesados, incluye crucíferas (como brócoli y coliflor), aumenta tu ingesta de agua con limón y prioriza el descanso nocturno». Lucas sigue las recomendaciones y, una semana después, los marcadores vuelven a equilibrarse. Nunca llegó a sentirse mal, pero la intervención preventiva evitó que esa inflamación silenciosa se transformara en fatiga, problemas digestivos o una bajada de defensas. El algoritmo evitó el crimen antes incluso de que se hubiera producido.

Con las recomendaciones preventivas y personalizadas, llegan beneficios en

cadena: se evita que el daño vaya a más y, así, se reduce el uso de medicamentos.

Para que esto suceda, se hace uso de una de las innovaciones más sorprendentes que están empezando a formar parte del presente, los llamados *biosensores inteligentes*. Suena complicado, pero te aseguro que ya conoces alguno, como el reloj que mide si has cumplido con tus 10.000 pasos diarios o registra tu sueño y analiza si de verdad has descansado. Muchas veces, el futuro está más cerca de lo que creemos. **En un futuro cercano, ya real en parte, estos sensores serán capaces de leer en directo lo que está ocurriendo en tu cuerpo a nivel molecular, incluyendo señales epigenéticas, metabólicas e inflamatorias.** Ya no solo te dirán si has dormido o andado poco, sino que podrán detectar, por ejemplo, si tu sistema inmunológico está activado silenciosamente, como ocurre cuando empieza una inflamación leve o estás cerca de coger un resfriado sin darte cuenta. Se acabará eso de decir: «Creo que me estoy poniendo malo», ¡lo sabremos de verdad!

Nanotecnología, escala mínima para resultados enormes

Otra de las grandes protagonistas del futuro de la medicina personalizada es la nanotecnología, una disciplina que trabaja a escalas tan pequeñas que opera a nivel molecular, en la mil-

millonésima parte de un metro. Es decir, a una escala similar a la de nuestro propio ADN. **Esta precisión microscópica permite desarrollar sistemas de entrega dirigidos**, capaces de llevar sustancias bioactivas, tales como suplementos, fármacos, antioxidantes o moduladores epigenéticos, exactamente al lugar donde se necesitan y en la dosis precisa.

Imagina, por ejemplo, que una persona presenta una alteración epigenética en ciertas neuronas del hipocampo relacionada con una disminución de su capacidad de aprendizaje o con un inicio temprano de deterioro cognitivo. Con la medicina tradicional, es complicado tratar esta alteración con precisión, porque el hipocampo está protegido por la barrera hematoencefálica, una frontera natural que rodea el cerebro y dificulta la entrada de muchas sustancias. Es comprensible, porque el cerebro es tan importante que el cuerpo necesita apostar centinelas que no permitan que entren enemigos, pero así, sin saberlo, también le cierran paso a la ayuda. Sin embargo, gracias a la nanotecnología, se podrían diseñar nanopartículas inteligentes capaces de atravesar esa barrera y entregar directamente a esas células una molécula antioxidante, un precursor de neurotransmisores o un activador de genes protectores.

La nanotecnología nos permite ayudar a una parte del organismo sin afectar al resto del cuerpo.

Esta posibilidad no solo mejora la eficacia terapéutica, sino que reduce al mínimo los efectos secundarios, ya que no se expone todo el organismo a la sustancia, sino solo la zona diana. Es como enviar un mensajero con una carta a una dirección muy concreta, en lugar de lanzar el mensaje por todo el vecindario y confiar en que llegue a quien lo necesita.

A FONDO: UN MUNDO DE OPCIONES NUEVAS

Las posibilidades de la nanotecnología son infinitas. Las nanopartículas pueden programarse para responder a estímulos específicos como, por ejemplo, liberar su contenido solo en presencia de un ambiente inflamatorio o solo en tejidos con cierto pH alterado. También se están desarrollando nanocápsulas que permiten transportar moléculas epigenéticas activas, como compuestos naturales (curcumina, quercetina, resveratrol) que actúan sobre enzimas relacionadas con la metilación o la acetilación del ADN. Avances como estos abren muchísimas puertas a la medicina y son una verdadera fuente de esperanza para crear tratamientos menos invasivos y más efectivos.

En el ámbito del bienestar y la longevidad, la nanotecnología permitirá formular suplementos mucho más eficientes: no solo porque serán más biodisponibles (es decir, que se absorberán mejor), sino porque podrán actuar de forma específica sobre los genes y procesos que queremos optimizar. **Así, podrás dar una ayuda extra a la reparación celular, el control**

de la inflamación o la producción de energía. Aunque hoy muchas de estas tecnologías aún están en fase experimental o en estudios preclínicos, el ritmo de desarrollo es tan rápido que es muy probable que en los próximos años empecemos a ver productos con base nanotecnológica aplicados a la medicina preventiva, la salud cerebral, el envejecimiento saludable o la optimización metabólica. La combinación de nanotecnología con epigenética nos acerca a un escenario donde no solo sabremos qué necesita nuestro cuerpo, sino que podremos entregárselo con precisión quirúrgica.

EN POCAS PALABRAS...

RECUERDA:

1) Hoy puedes escuchar a tu cuerpo antes de que enferme: gracias a la epigenética y la tecnología, es posible detectar desequilibrios mucho antes de que aparezcan síntomas visibles.

2) El estudio epigenético traduce los mensajes de tus células: test como el de cabello, los relojes epigenéticos y los biomarcadores en sangre u orina permiten optimizar la función de nuestros grandes sistemas biológicos.

3) La información sin acción no cambia nada: conocer tu estado epigenético es solo el primer paso, pero actuar de forma personalizada será lo que transforme tu salud.

4) Tu cuerpo cambia y tus necesidades también: realizarte un estudio epigené-

tico al menos una vez al año te servirá para ajustar tus estrategias de prevención y optimización.

5) El futuro de la medicina es ahora: la combinación de epigenética, inteligencia artificial y nanotecnología abre las puertas a una mejor longevidad y calidad de vida.

10

TU PLAN PERSONAL PARA UNA VIDA EXTRAORDINARIA

Toca levantar el pie del acelerador, porque ya casi estamos llegando al final de nuestro viaje. ¡Y qué viaje! A lo largo de este trayecto, hemos recorrido el apasionante mundo de la epigenética para comprender que nuestros genes no dictan nuestro destino de forma inevitable, sino que son una base flexible, moldeable y sensible a lo que hacemos, sentimos y vivimos cada día. Espero que hayas interiorizado que no eres un mero espectador de tu biología, sino un participante activo en el diseño de tu salud y bienestar. **Tú eres el protagonista y también quien tiene los mandos.** Ahora ha llegado el momento de dar un paso más y transformar todo ese conocimiento en acción consciente. El resto del viaje no consiste en ver, sino en hacer.

Lo verdaderamente transformador sucede cuando decides aplicar todo el conocimiento aprendido a tu vida diaria.

Quiero que aprendas a construir, de manera práctica y realista, tu propio plan personal para una vida extraordinaria. La verdadera revolución no ocurre en los laboratorios ni en los grandes titulares científicos, sino en los pequeños gestos cotidianos: en lo que eliges desayunar, en cómo mueves el cuerpo, en la manera en que te relacionas con el estrés, en cómo priorizas el descanso o la conexión con la naturaleza... **Cada una de esas decisiones, por nimia que parezca, tiene el potencial de empezar la verdadera transformación a través del poder de la epigenética.** Por eso, en las siguientes páginas voy a poner a tu disposición todo lo que he aprendido tras años de estudios y experiencia con pacientes, para que aprendas a diseñar tu propio estilo de vida epigenético y construyas un conjunto de hábitos, rutinas y estrategias basadas en la ciencia más avanzada, pero adaptados a tu realidad, ritmo y necesidades.

Antes de comenzar, una alerta: el destino es tu salud, no la perfección. ¿Qué quiero decir con esto? Que no se trata de buscar una perfección inalcanzable que pueda acabar alejándote de tu objetivo, sino de construir un entorno interno y externo que favorezca la activación de los genes de reparación, regeneración y longevidad. **El plan que voy a ayudarte a diseñar no es rígido ni cerrado, sino dinámico, exactamente igual que lo eres tú.** De la misma forma que tú creces, cambias y te reinventas, tu biología también se adapta a tus experiencias y aprendizajes, y eso es algo maravilloso.

Siempre estás a tiempo de mejorar, de adaptarte, de seguir creciendo.

Nuestro cuerpo nos escucha en cada elección que hacemos. Nuestra biología responde a nuestras decisiones, incluso cuando no somos conscientes de ello. Cada pensamiento, cada alimento, cada emoción y cada movimiento tienen el poder de influir en cómo se expresan nuestros genes. Hoy, más que nunca, contamos con la oportunidad de usar ese conocimiento a nuestro favor. Si has llegado hasta aquí, estás en el lugar perfecto para abrazar el cambio. Conviértete en el arquitecto de tu vitalidad, el guardián de tu salud, el diseñador de una vida que no solo sea más larga, sino también plena, más consciente y extraordinaria.

Estás listo para dar ese paso. Y el momento de empezar es ahora.

Mi rutina epigenética

Llevo muchos años en esto y, con el tiempo, he aprendido a diseñar mis rutinas diarias como un conjunto de rituales de cuidado: gestos sencillos, pero estratégicos que mantienen activos mis mecanismos de salud, reparación y longevidad. **Desde que me levanto, organizo mi día siguiendo algunos principios que me ayudan a mantener la coherencia epigenética en cada etapa** y aplicando pequeños hábitos que constituyen los ingredientes de mi bienestar. Hoy quiero compartir la receta contigo.

El inicio del día es muy importante, ya que marca una gran diferencia en mi energía, metabolismo y estado mental.

- **Hidratación.** ¿Sabías que, debido a la respiración, sudoración y evaporación cutánea durante la noche, tu cuerpo presenta una ligera deshidratación por la mañana? Por eso, nada más despertarme, antes de cualquier otra cosa, tomo un gran vaso de agua templada, a veces con unas gotas de limón. Sé que durante la noche pierdo líquidos y que, aunque no sienta sed, mi cuerpo necesita reactivarse en un estado de hidratación óptima.

- **Luz natural.** La luz matinal es salud. Cada mañana, busco exponerme a ella en los primeros 30-60 minutos del día, aunque sea asomándome a una ventana o saliendo a caminar. Esta simple acción ayuda a regular mi ritmo circadiano, sincroniza mis niveles de cortisol de forma natural y mejora mi estado de ánimo.

- **Movimiento suave.** Antes de sumergirme en las demandas del día, realizo unos minutos de estiramientos, movilidad articular o respiraciones conscientes. Después de tantas horas en reposo, activar mi cuerpo de forma suave despierta mis músculos, estimula la circulación y prepara mi sistema nervioso para un día más equilibrado.

- **Baño de agua con hielo.** Es la hora de una buena ducha fría. Al exponerme al frío activo mi grasa parda, un tipo de tejido que quema calorías para generar calor, lo que ayuda a regular el metabolismo y controlar el peso. También aumento la producción de adiponectina, mejoro mi sensibilidad a la insulina, reduzco la inflamación y fortalezco mi sistema inmunológico. Y, si ese día me estaba costando despertarme, ahora sí que me espabilo del todo. Además, las duchas frías aumentan neurotransmisores como la noradrenalina y la dopamina, que mejoran mi estado de ánimo y mi concentración. Incorporarlas en mi rutina no solo estimula procesos físicos beneficiosos, sino que también entrena mi resiliencia mental, algo que agradezco cuando más tarde me toca enfrentar el estrés diario de las consultas.

- **Alimentos moduladores epigenéticos.** El primer alimento del día no solo calma el hambre, sino que también envía un potente mensaje de reparación y vitalidad a mis células. Por este motivo, cuando decido romper el ayuno, lo hago de manera inteligente, priorizando ingredientes que alimentan mi biología de forma real: frutas ricas en polifenoles como los frutos rojos, vegetales de hoja verde, grasas saludables como el aguacate o las semillas y proteínas limpias que sostienen mi energía de manera prolongada. Además, al evitar un desayuno con hidratos de carbono como el pan, mantengo mi curva de glucosa en sangre estable.

Todas estas pautas conforman la rutina de mis mañanas y marcan una gran diferencia respecto al resto del día. Coincidirás conmigo en que ninguna es un gran sacrificio —te prometo que hasta a las duchas frías se les coge el gusto— y, sin embargo, la recompensa es valiosísima. Pero, ojo, que el día solo acaba de empezar y todavía nos quedan muchas horas por delante.

El desafío no es solo empezar bien la mañana; el verdadero arte está en sostener a lo largo del día esas pequeñas acciones que protegen mi salud.

Depende de cómo se presente el día, realizo actividad física por la mañana o a primera hora de la tarde. Cuando dispongo de tiempo, hago entrenamientos más estructurados como fuerza, HIIT o sesiones de cardio moderado. Si estoy más apurado, simplemente me aseguro de activar los músculos durante el día, para oxigenarme, estimular los tejidos y mantener viva la conexión entre mi cuerpo y mi entorno. **Lo importante es mantener un estilo de vida activo, aunque no siempre sea con entrenamientos largos o intensos.** Lo ideal es progresar poco a poco hasta alcanzar al menos de 150 a 300 minutos semanales de ejercicio moderado (como caminar rápido o nadar a ritmo tranquilo) o entre 75 y 150 minutos semanales de ejercicio intenso (como correr, hacer HIIT o ciclismo vigoroso).

DE LA CIENCIA **A LA PRÁCTICA**

Eso de «activar los músculos durante el día» está muy bien, pero ¿cómo se hace exactamente? Muchas veces pensamos que, si no tenemos tiempo para entrenar, no podemos ejercitarnos, pero el día está lleno de oportunidades. Camina más de 10.000 pasos, evita el coche o el transporte público, sube escaleras siempre que sea posible, haz ejercicios de flexibilidad o levántate de la mesa para hacer descansos activos con series cortas de sentadillas o flexiones. Incorporando pequeños momentos de actividad se consiguen muchos beneficios.

Por otra parte, una de las estrategias más valiosas que aplico durante el día son las microactividades para regular el estrés. Y sí, os lo recomiendo a todos, porque por desgracia vivimos en un mundo con una elevada tasa de estrés. **Por eso, cada dos o tres horas hago pausas conscientes de entre dos y cinco minutos.** ¿Qué es una pausa consciente? Puede ser algo tan sencillo como levantarme de la silla, hacer algunos estiramientos suaves, caminar hacia una ventana y respirar profundamente, o cerrar los ojos y desconectar del estímulo externo. Estas microintervenciones son pequeñas anclas que me ayudan a romper la acumulación progresiva de cortisol y adrenalina, y de este modo protejo mi sistema nervioso del desgaste silencioso que poco a poco impactaría negativamente en mi expresión epigenética.

En cuanto a la alimentación, he aprendido a escuchar mi hambre real y a organizar mis comidas de manera más consciente.

En mi rutina, incluyo el ayuno intermitente de forma flexible según lo que mi cuerpo necesite. Y aquí va otro consejo: nunca dejes de escucharte, cada día pide una cosa. Algunos días, extiendo el tiempo sin comer después del despertar para permitir que mi metabolismo complete ciclos de limpieza interna antes de recibir alimentos. Esta práctica, lejos de ser una moda, estimula procesos como la autofagia, mejora la eficiencia energética celular y favorece la activación de genes relacionados con la longevidad. Cuando rompo el ayuno o siento hambre real, organizo mis comidas principales para que haya suficiente tiempo entre ellas y evito el picoteo constante, que mantiene la insulina elevada y bloquea los mecanismos de reparación. Respetar estos ciclos naturales de alimentación y descanso metabólico me ayuda a mantener la flexibilidad metabólica, un marcador esencial de juventud biológica.

No obstante, cuándo comer no es la única cuestión importante. **En mi rutina, no me olvido de fijarme en la calidad de los alimentos.** En cada comida principal priorizo alimentos reales y funcionales: proteínas limpias como pescado salvaje, huevos de calidad o carnes de animales criados de forma natural; grasas saludables como el aceite de oliva extra virgen, los aguacates o las nueces, y sobre todo, muchos vegetales coloridos que aportan antioxidantes, vitaminas, minerales y fitonutrientes que activan genes protectores. ¿Y respecto a lo que prefiero no comer? Evito en lo posible los picos de glucosa provocados por azúcares simples o harinas refinadas, porque sé que esos altibajos metabólicos son una de las principales causas de inflamación silenciosa, resistencia a la insulina y envejecimiento acelerado a nivel celular.

Cuando llega la tarde, es el momento clave para empezar a desacelerar.

Después de varias horas de actividad, no puedo seguir tratando mi cuerpo y mi mente como si me acabara de levantar. Necesito cambiar de marcha de forma consciente, preparar mi biología para que entre en un estado de recuperación y reparación profunda más adelante, durante la noche. **Para eso, empiezo por reducir de manera progresiva los estímulos.** No espero a sentirme agotado para desconectar; busco anticiparme. En cuanto termina mi jornada laboral o he cumplido con las tareas principales del día, bajo la exposición a pantallas, utilizo filtros de luz azul en el ordenador o el móvil si todavía necesito usarlos y disminuyo la intensidad de las luces en casa. Prefiero luz cálida, más tenue, que no interfiera en la producción natural de melatonina. Además, evito conversaciones estresantes o actividades que mantengan mi mente hiperactivada en estas horas finales. Mi cuerpo y mi mente han conseguido llevarme a lo largo del día, y esta es mi forma de arroparlos, de decirles que lo han hecho bien y prepararlos para el descanso.

DE LA CIENCIA **A LA PRÁCTICA**

¿Cómo podemos ayudar a que el sistema nervioso pase del modo alerta al modo recuperación? Por suerte, hay actividades al alcance de todos que sirven para hacerle llegar el mensaje de que puede relajarse. Una caminata lenta, sin auriculares ni distracciones, unos estiramientos suaves o, simplemente, sentarse unos minutos a mirar el atardecer son prácticas que te permiten encarrilar el estado interno hacia la relajación de manera sencilla pero muy efectiva.

Desde el punto de vista físico, escucho cómo está mi cuerpo. Si noto rigidez, cansancio muscular o estrés acumulado, aprovecho este momento para hacer respiraciones profundas o una breve sesión de movilidad consciente. No busco forzarme ni competir; busco enviar a mi cuerpo un mensaje claro de que el momento de máxima exigencia ha terminado, y que ahora debe empezar a repararse. **En ocasiones, si siento que mi día ha sido especialmente intenso, apoyo este proceso con suplementación adaptada.** El magnesio, en formas como el bisglicinato, se convierte en un aliado valioso porque me ayuda a relajar la musculatura, mejora mi variabilidad de la frecuencia cardiaca (un marcador de recuperación) y facilita la transición hacia un sueño de mejor calidad. Además, dependiendo de mis necesidades, a veces utilizo otros complementos naturales que favorecen el equilibrio del sistema nervioso:

- L-teanina, un aminoácido presente en el té verde que promueve un estado de calma sin sedación.
- Glicina, que contribuye a mejorar la calidad del sueño y favorece la termorregulación corporal durante la noche.
- Extractos de plantas como la ashwagandha o la rhodiola, conocidas por su efecto adaptógeno, que ayudan a reducir el impacto fisiológico del estrés y favorecen una recuperación más completa durante el descanso nocturno.

No utilizo suplementos como una rutina automática, sino como una herramienta inteligente basada en cómo me siento, en lo que mi cuerpo necesita ese día y los resultados de mi estudio epigenético.

La tarde, bien gestionada, me permite llegar a la noche con otro estado mental y corporal: más calmado, más receptivo y preparado para la restauración. No siempre logro hacerlo perfecto, pero cada pequeño ajuste suma. Entiendo que no se trata de apagarlo todo de golpe a las diez de la noche, sino de iniciar desde temprano un descenso gradual, una bajada de ritmo que respete mis ritmos biológicos naturales. **Cuanto más consciente soy de esta transición, mejor duermo, mejor me duermo y me recupero por la noche, y mejor empiezo el día si-**

guiente. Lo más gratificante de todo esto es que siento que mis días son más completos, porque la tarde ya no es simplemente el «final del día», esas horas muertas en las que solo pensamos en que llegue la hora de ir a dormir, sino que se convierte en una de mis principales aliadas para vivir con más vitalidad, más equilibrio y salud a largo plazo.

Y, por fin, llega la noche. ¡Qué error tan grande es pensar que aquí termina el día! **La noche es una de las ventanas más potentes para la regeneración profunda del cuerpo.** Durante el sueño se activan procesos esenciales que no se dan de ninguna otra manera: el organismo repara daños en el ADN, elimina toxinas acumuladas, regula la expresión de genes clave para el sistema inmune, refuerza la memoria y activa rutas biológicas que favorecen la longevidad.

Con el tiempo, he aprendido que proteger mi noche no es un lujo prescindible, es una estrategia de salud fundamental.

Por eso, no dejo que el descanso dependa del azar o de la suerte, sino que lo preparo de forma consciente, igual que preparo mi alimentación o mi entrenamiento. **Una de las decisiones más importantes para favorecer un sueño de calidad es cuidar la cena.** He comprobado que cenar ligero y dejar pasar al menos dos o tres horas antes de acostarme marca una diferencia enorme en cómo descanso. Si como demasiado tarde o de manera pesada, obligo a mi sistema digestivo a seguir trabajando cuando debería estar reparando. Y, como ningún trabajador funciona bien cuando está agotado y explotado, esto no solo altera la calidad del sueño, sino que también interfiere en procesos de desintoxicación, regeneración celular y regulación hormonal que tienen lugar durante la noche. Por esta razón, en las últimas horas del día elijo comidas fáciles de digerir, con porciones moderadas de proteína limpia, verduras cocidas o al vapor y grasas saludables en cantidades controladas. Evito azúcares, harinas y comidas muy grasosas que sobrecarguen mi metabolismo justo antes de dormir y casi puedo oír como mi sistema digestivo suspira de alivio al recibir la comida que tanto necesita en este momento.

Además de cuidar la cena, creo un ambiente que invite al sueño profundo. Un dormitorio oscuro, silencioso y ligeramente fresco favorece la producción natural de melatonina y estabiliza mi ritmo circadiano. Reduzco de forma deliberada la exposición a pantallas: apago el móvil, la tableta o el ordenador al menos una hora antes de dormir, para evitar la interferencia de la luz azul en la secreción hormonal. Una lectura tranquila, algunos estiramientos suaves o, simplemente, practicar respiraciones profundas me ayudan a marcar el final de la actividad y la transición hacia el descanso.

En esos últimos minutos del día, prefiero dedicarme a actividades que calmen mi mente y relajen mi sistema nervioso.

He entendido la importancia verdadera de la frase «¡Qué bien he dormido hoy!». **No basta con dormir muchas horas, lo realmente trascendente es la calidad del sueño.** Necesito entrar en fases profundas y continuas de descanso para que mi cuerpo logre activar procesos como la correcta metilación del ADN, la optimización de la reparación celular y la expresión eficiente de los genes que promueven resiliencia metabólica y neurológica.

Cada noche es una oportunidad silenciosa para rejuvenecer desde dentro. Por eso, respeto mi descanso como una de las inversiones diarias más valiosas que puedo hacer por mi vitalidad presente y por mi salud futura.

Claves para construir tu día a día epigenético

Después de leer esto, tal vez me estés mirando con suspicacia: «¡Pero si yo tengo hijos, un trabajo que no me deja ni respirar, y ahora encima me dices que cambie mis hábitos! ¡Eso solo me va a generar más estrés!». Tranquilo, es completamente normal sentirse abrumado cuando hablamos de salud y de cambios de estilo de vida. Pero, como les digo siempre a mis pacientes, vamos paso a paso.

Primero, respiremos juntos. En serio, haz ahora tres respiraciones profundas. Inhala... Exhala... No te lo pido como algo simbólico, sino para que recuerdes que el cambio no tiene que ser estresante, sino consciente. **Nadie te está pidiendo que lo hagas todo perfecto desde mañana.** Lo importante es entender por qué estos hábitos valen la pena para tu salud, tu energía y tu bienestar a largo plazo.

Segundo, hagamos una pausa y miremos con honestidad dónde estás ahora. ¿Duermes bien? ¿Te mueves algo durante el día? ¿Cómo comes, en general? No se trata de juzgar, sino de ver tu punto de partida, para que, desde ahí, podamos construir poco a poco. Tal vez consigas mejorar tu alimentación con un cambio pequeño, como incluir más vegetales. Quizá al menos caminar diez minutos al día.

Lo importante es que no te obsesiones con la meta, sino que comiences un camino de cambio que sea progresivo, realista y adaptado a tu vida.

Y tercero, y no menos importante: sí, puedes romper tu rutina saludable de vez en cuando. Es más, en ocasiones debes hacerlo. **Un cumpleaños, una comida con amigos o una noche especial no son una amenaza para tu salud.** Al contrario, forman parte de una vida emocionalmente sana y epigenéticamente equilibrada. La clave no está en la perfección, sino en la regularidad; no en la rigidez, sino en la conciencia. Cuando vivimos la salud como una prisión de normas, lo que generamos no es bienestar, sino culpa, frustración y estrés. Y, después de tantas páginas, espero que ya sepas que el estrés sostenido es un enemigo al que no queremos ni ver.

En consulta compruebo a diario los peligros de querer hacerlo todo perfecto. Hace un tiempo atendí a una paciente de 46 años, disciplinada, muy comprometida con su cambio de hábitos. En pocas semanas había mejorado su alimentación, caminaba todos los días, dormía mejor... Sin embargo, vino a consulta preocupada porque «había fallado»: el fin de semana fue al cumpleaños de su hermana, comió tarta, brindó con vino, se acostó tarde... Y al día siguiente sintió que lo había tirado todo por la borda. Ahí hicimos una pausa. Le pregunté: «¿Lo disfrutaste?». Me dijo que muchísimo: «Lloré de emoción, reí, me sentí conectada con los míos». Entonces le respondí: «Eso también es salud. Esa noche no rompiste nada. Lo que hiciste fue fortalecer una parte fundamental de tu biología: el sentido de pertenencia, la alegría, la conexión social. Todo eso también deja huella en tu epigenoma, y es una huella positiva».

Aquí es donde entra en juego una de las herramientas más útiles, realistas y liberadoras para cuidar tu salud sin caer en el perfeccionismo ni vivir con culpa: la regla del 80/20. ¿Qué significa exactamente esta regla? **Que si el 80 % de tus elecciones cotidianas son coherentes con un estilo de vida saludable —en tu alimentación, tu descanso, tu movimiento, tus relaciones, tu entorno emocional—, entonces ese es el mensaje dominante que recibe tu cuerpo y tu epigenoma.** El otro 20 % es tu zona de libertad, de espontaneidad, de vida real. Es ese margen flexible donde cabe una copa de vino, una cena con postre, una noche en la que no entrenas o un viaje donde comes fuera de tu rutina. Todas esas excepciones que no solo no arruinan tu proceso, sino que, paradójicamente, te ayudan a sostenerlo en el tiempo.

La regla del 80/20 te permite mantener la coherencia sin culpa, para que construyas tu salud desde el equilibrio y no desde la rigidez.

Si tu epigenoma fuera una orquesta, cada hábito sería un instrumento que, con su música, emite señales. Aunque no todos los instrumentos suenen perfectos todo el tiempo, si el conjunto presenta una armonía, la canción que toquen siempre merecerá la pena. **Una comida «imperfecta» no desafina tu sinfonía si el resto de tu estilo de vida sigue bien afinado.**

En consulta, cuando explico esto, muchas personas respiran aliviadas, porque les doy permiso —con base científica— para vivir con más calma. Donde temían toparse con un escollo que las llevase a abandonar los hábitos, encuentran una razón para sostenerlos sin miedo ni culpa. Recuerdo a un paciente que me dijo: «Antes, cuando me salía del plan, lo tiraba todo por la borda. Era como romper una dieta y pensar: "Ya está, he fallado". Pero ahora lo veo distinto. Entiendo que un día fuera no tiene poder si los demás están bien». Y llevaba razón, porque un momento aislado no determina nada si el promedio con el que construyes tus decisiones diarias sigue ahí.

La salud no es una línea recta, es un equilibrio dinámico. Un pequeño desvío no te aleja de tu objetivo, si sabes volver sin culpa.

La epigenética no castiga los errores puntuales. Cuando entiendes eso, ya no vives la rutina como una cárcel, sino como un ancla que te sostiene. Un camino cuyas baldosas las pones tú, con tu tendencia general, con lo que haces la mayoría de los días y con el significado emocional que das a tus decisiones. ¿Y si un día una baldosa baila y te mojas el zapato? No pasa absolutamente nada. El camino sigue ahí y el destino, que es tu bienestar, sigue estando a tu alcance.

Herramientas prácticas para volver al camino sin culpa

Uno de los mayores obstáculos para sostener hábitos saludables no es el fallo en sí, sino la culpa que lo sigue. Esa voz interna que susurra: «Ya lo arruinaste. ¿Para qué seguir?». Y es ese pensamiento —no el postre, no la copa de vino, no la noche sin dormir— lo que de verdad sabotea el proceso. **Por eso, más importante que no desviarte nunca, es saber volver sin drama, sin castigo y sin rencor hacia ti mismo**.

A continuación, te comparto una lista sencilla de cinco pasos prácticos que puedes aplicar cada vez que sientas que «te saliste del plan».

Respira y observa sin juicio

«Ya lo he estropeado, ahora tengo que empezar de cero», «Como me he pasado, ahora me salto la próxima comida», «Hoy entreno el doble»... ¡ALTO! Haz una pausa. Toma tres respiraciones profundas. Observa lo que pasó sin necesidad de etiquetarlo como «bueno» o «malo». Pregúntate: ¿qué necesidad estabas cubriendo con esa elección? ¿La disfrutaste? ¿Fue una excepción o una costumbre? **La consciencia sin juicio es el primer paso hacia una relación sana con tus hábitos.**

Vuelve al primer hábito más fácil

Si has interrumpido tu rutina, intenta ponerte las cosas fáciles para volver a ella. No trates de retomar todos los hábitos a la vez, eso solo alimenta la presión. Elige el hábito más accesible para ti hoy:

- Beber un gran vaso de agua al despertar.
- Acostarte 30 minutos antes.
- Caminar 10 minutos al aire libre.
- Prepararte una comida o cena saludable.

Volver al cuerpo con un pequeño acto de autocuidado físico es una forma poderosa de recuperar el rumbo sin forzarte.

Anota una gratitud del momento vivido

Sí, incluso si comiste de más o no entrenaste, algo positivo puedes extraer. Tal vez fue la conexión con tus amigos, una conversación sincera, una risa inesperada, o el placer de desconectar por unas horas. **Escribirlo te ayuda a cambiar la narrativa del error por la de la experiencia y la culpa por la gratitud.** La salud incluye la capacidad de disfrutar, de conectar y de vivir el momento.

La compasión también es para ti mismo

Repite este recordatorio clave: tu valor no depende de lo estricto de tus hábitos. **Eres mucho más que tu alimentación o tu rutina.** Reducir tu autoestima a tu disciplina alimentaria o tu constancia en el gimnasio es una forma de autoexigencia disfrazada de salud. Tu cuerpo merece cuidado, pero tú mereces compasión.

Visualiza tu salud como una línea del tiempo

Tu salud no es una foto fija del día anterior, sino un proyecto a largo plazo que cuidas a diario. **Una vida saludable no se construye en 24 horas ni se destruye en una noche.** Imagina que estás escribiendo un libro: lo que pasó ayer fue solo una página, lo importante es qué tono quieres darle al capítulo siguiente.

Hemos llegado al final de este viaje, y tengo una sorpresa para ti. En esta despedida no hay un cierre, sino un nuevo comienzo. A lo largo de estas páginas, has descubierto que tu cuerpo no es una máquina fija con un manual cerrado, sino una expresión viva y cambiante de tu historia, tus decisiones y tu entorno. **Has aprendido que tus genes no son tu destino, sino tu potencial.** Que lo que heredas puede ser modulado, que lo que vives deja huella y que lo que eliges cada día tiene un impacto directo y medible en tu epigenoma. Pero, más allá de las moléculas, los estudios científicos y los conceptos técnicos, espero haberte transmitido algo más esencial.

Tu salud no está solo en tus células; está en tu consciencia, en cómo te hablas, cómo te escuchas y te acompañas. Está en los pequeños hábitos que eliges cuando nadie te ve, y también en la forma en que te permites vivir, disfrutar, caer y volver a levantarte.

La epigenética no es una moda ni una promesa mágica. Es una herramienta poderosa que viaja desde los laboratorios hasta tus manos para recordarte que eres más protagonista de tu historia de lo que creías. No porque tengas que hacerlo todo bien, sino porque ahora sabes que tus actos cotidianos revisten un sentido biológico, y ese sentido puede transformarte. Así que no te obsesiones con hacerlo perfecto. **Obsérvate con honestidad, cuídate con paciencia y decide con propósito.** Cada elección consciente que haces, por pequeña que sea, es un mensaje que mandas a tu cuerpo. Y aseguro que tu cuerpo escucha y responde.

Este libro termina aquí, pero tu práctica epigenética empieza ahora, en la vida real, en cada comida que eliges con intención, cada noche en que priorizas tu descanso, cada paso que das para moverte, respirar, conectar. Aquí está tu comienzo para construir una vida en coherencia con quien eres y cómo quieres sentirte.

Y, si algún día te olvidas de todo lo que has leído, recuerda solo esto:

Tu entorno más poderoso eres tú.

EN POCAS PALABRAS...

RECUERDA:

1) No necesitas hacerlo perfecto, simplemente hacerlo sostenible: la salud duradera no nace de la rigidez, sino de hábitos que logres mantener en el tiempo con coherencia, disfrute y libertad.

2) La regla del 80/20 te permite vivir con equilibrio y consistencia: si el 80 % de tus decisiones son saludables, el 20 % restante puede ser flexible. Esa es la fórmula realista y eficaz para sostener tu salud epigenética en el tiempo.

3) Volver al camino sin culpa es más importante que no desviarte nunca: la

culpa sostenida genera más daño biológico que un desvío ocasional. Aprender a retomar con amabilidad es una habilidad epigenética.

4) El descanso, el disfrute y la conexión emocional también son salud: no subestimes el poder reparador de una buena conversación, una risa compartida o una noche de desconexión.

5) La clave está en la conciencia: la epigenética te invita a observarte, conocerte y no desde la exigencia, sino desde la intención de cuidarte mejor.

AGRADECIMIENTOS

A **Paula**, mi compañera de vida, mi refugio y mi impulso. Gracias por tu paciencia infinita en los días largos, por tu fe en mí cuando ni yo mismo la encontraba, y por recordarme con tu amor lo que realmente importa. Este libro también es tuyo, porque estuviste en cada página: leyendo borradores, animándome cuando me bloqueaba, regalándome tu claridad cuando la mía se nublaba. Lo hemos escrito juntos, en silencio y a ratos, pero siempre con el corazón en el mismo lugar.

A mi **hija**, que está en camino. Aunque aún no te tenga en mis brazos, ya me has transformado. Has sido el motor silencioso de muchas páginas escritas. Ojalá algún día leas estas palabras y sepas que este libro fue escrito también pensando en ti, en el mundo que quiero dejarte y en el mensaje que quiero transmitirte: tus genes no te definen, tus decisiones sí.

A mis padres, **Juan Carlos y Ana**, por enseñarme a mirar la vida con curiosidad, a trabajar con respeto y a mantener los pies en la tierra incluso cuando la cabeza sueña alto. Vuestra generosidad, vuestra forma de cuidar sin invadir, de apoyar sin imponer, me ha enseñado más que cualquier libro. Gracias por los valores, por los silencios que acompañan y por ser hogar, siempre. Nada de esto sería posible sin vuestro amor incondicional y vuestra confianza silenciosa.

A mi hermano **Víctor**, por estar siempre ahí, en lo cotidiano y en lo profundo, sin pedir explicaciones ni condiciones. Eres esa figura que no exige nada pero lo da todo, que entiende sin juzgar y acompaña sin condiciones. En los días buenos y en los difíciles, tu forma de estar me ha dado equilibrio, raíces y calma. Gracias por ser mi espejo, mi contrapeso, y una parte esencial de todo lo que soy.

A mis abuelos, **Vicenta, Alonso, Juan Antonio y Amparo**, vuestro legado vive en mí. Estáis presentes en los valores que me acompañan, en los gestos que reconozco en mis padres, en las pequeñas cosas que me han sostenido sin que yo lo supiera. Este libro también os pertenece, como parte de una historia que empezó mucho antes de mí y que me ha dado las raíces necesarias para crecer y mirar hacia delante con sentido.

Gracias también a quienes me inspiraron con su trabajo, a mis pacientes por enseñarme tanto, y a los que creyeron en esta visión de salud que va más allá de lo genético. Este libro es un homenaje a la vida, a los vínculos que la sostienen, y a la posibilidad de reescribir nuestra historia biológica con conciencia y amor.

BIBLIOGRAFÍA

Capítulo 1

Baladia, E., Moñino, M., Pleguezuelos, E., Russolillo, G., y Garnacho-Castaño, M. V. (2024). «Broccoli Consumption and Risk of Cancer: An Updated Systematic Review and Meta-Analysis of Observational Studies», *Nutrients, 16*(11).

Carvajal, A. (2005). «Estrés y depresión: una mirada desde la clínica a la neurobiología», *Revista Médica Clínica Las Condes, 16*(4).

Qureshi, I. A., y Mehler, M. F. (2014). «Epigenetics of sleep and chronobiology», *Current Neurology and Neuroscience Reports, 14*(3), 432.

Sharma, V. K., y Singh, T. G. (2020). «Chronic Stress and Diabetes Mellitus: Interwoven Pathologies», *Current Diabetes Reviews, 16*(6).

Capítulo 2

Occupational Safety and Health Administration (2017). *Peligros químicos-Materiales de lectura.* Departamento de Trabajo de Estados Unidos <https://www.osha.gov/sites/de fault/files/2018-12/fy15_sh-27629-sh5_Peligros_Quimicos_ -_Materiales_de_lectura.pdf >.

Capítulo 4

Donga, E., van Dijk, M., van Dijk, J. G., Biermasz, N. R., Lammers, G. J., van Kralingen, K. W., Corssmit, E. P., y Romijn, J. A. (2010). «A single night of partial sleep deprivation induces insulin resistance in multiple metabolic pathways in healthy subjects», *The Journal of Clinical Endocrinology and Metabolism*, 95(6).

Möller-Levet, C. S., Archer, S. N., Bucca, G., Laing, E. E., Slak, A., Kabiljo, R., *et al.* (2013). «Effects of insufficient sleep on circadian rhythmicity and expression of the human blood transcriptome», *PNAS USA* <https://www.pnas.org/con tent/110/12/E1132>.

Pascoe, M. C., Thompson, D. R., Jenkins, Z. M., y Ski, C. F. (2017). «Mindfulness mediates the physiological markers of stress: Systematic review and meta-analysis» *Journal of Psychiatric Research*, 95.

Quitto Navarrete, V. P., Tayupanda Cuvi, N. J., Girón Saltos, K. Y., e Hidalgo Morales, K. P. (2024). «Alteración del ciclo sueño/vigilia y su asociación con la resistencia a la insulina: una revisión sistemática», *Revista Científica de Salud BIOSANA*, 4(1).

St-Onge, M. P., Mikic, A., & Pietrolungo, C. E. (2016). «Effects of Diet on Sleep Quality», *Advances in Nutrition (Bethesda, Md.)*, 7(5).

Capítulo 6

Tessier, A. J., Cortese, M., Yuan, C., Bjornevik, K., Ascherio, A., Wang, D. D., Chavarro, J. E., Stampfer, M. J., Hu, F. B., Willett, W. C., y Guasch-Ferré, M. (2024). «Consumption of Olive Oil and Diet Quality and Risk of Dementia-Related Death», *JAMA Network Open*, 7(5).

Yeh, T. S., Yuan, C., Ascherio, A., Rosner, B. A., Willett, W. C., y Blacker, D. (2021). «Long-term Dietary Flavonoid Intake and Subjective Cognitive Decline in US Men and Women», *Neurology*, 97(10).

Capítulo 8

Sorrenti, V., Buriani, A., Fortinguerra, S., Davinelli, S., Scapagnini, G., Cassidy, A., y De Vivo, I. (2023). «Cell Survival, Death, and Proliferation in Senescent and Cancer Cells: the Role of (Poly)phenols», *Advances in Nutrition (Bethesda, Md.)*, 14(5).

Capítulo 10

Organización Mundial de la Salud. (2020). *Directrices de la OMS sobre actividad física y hábitos sedentarios.* <https://apps.who.int/iris/bitstream/handle/10665/337004/9789240014817-spa.pdf>.